Dharti Narendra Gajjar
Sorabh Rakesh Jain
Neerjesh Pandey

Co-relação Clínico-Radiográfica dos Cálculos Pulpares em Doenças Sistémicas

Dharti Narendra Gajjar
Sorabh Rakesh Jain
Neerjesh Pandey

Co-relação Clínico-Radiográfica dos Cálculos Pulpares em Doenças Sistémicas

ScienciaScripts

Cover image: www.ingimage.com

This book is a translation from the original published under ISBN 978-3-659-81055-8.

Publisher:
Sciencia Scripts
is a trademark of
Dodo Books Indian Ocean Ltd. and OmniScriptum S.R.L publishing group

120 High Road, East Finchley, London, N2 9ED, United Kingdom
Str. Armeneasca 28/1, office 1, Chisinau MD-2012, Republic of Moldova, Europe
Printed at: see last page
ISBN: 978-620-8-13308-5

ÍNDICE DE CONTEÚDOS

Esta página foi intencionalmente deixada em branco

CAPÍTULO 1

INTRODUÇÃO

Os cálculos pulpares são calcificações discretas e estão entre as alterações que incluem calcificações pulpares mais difusas, como a calcificação distrófica. Os cálculos pulpares são um grupo de massas calcificadas na polpa dentária de dentes saudáveis, doentes e não irrompidos.1 Os cálculos podem existir livremente no tecido pulpar ou estar ligados ou incorporados na dentina. 2 Um único dente pode ter de 1 a 12 cálculos pulpares ou até mais. O tamanho pode variar desde uma pequena partícula microscópica até grandes massas que quase obliteram a câmara pulpar.3 Foram descritos dois tipos de cálculos pulpares ;4

Dentículos que possuem uma cavidade central preenchida com restos epiteliais rodeados perifericamente por odontoblastos e cálculos pulpares que são massas degenerativas compactas de tecidos calcificados. São relatados como ocorrendo mais frequentemente na região coronal, mas também são encontrados na polpa radicular. Histologicamente, o padrão de calcificação é amorfo e desorganizado, sendo evidente como filamentos lineares ou colunas de material calcificado paralelas aos vasos sanguíneos e nervos da polpa4,5.

A prevalência de cálculos pulpares varia de 8% a 90%. 1 Muitos estudos de prevalência identificaram cálculos pulpares usando radiografia. É provável que a verdadeira prevalência seja maior, pois cálculos pulpares com diâmetro menor que 200 pm não podem ser vistos em radiografias. 3,5 A prevalência de cálculos pulpares nos dentes, com base no exame radiográfico, tem sido relatada como sendo de cerca de 20-25%, enquanto os exames histológicos revelam percentagens mais elevadas, que levam à biomineralização patológica que pode ser observada em muitas partes do corpo. Apesar de vários estudos microscópicos e histoquímicos, a causa exacta destas calcificações pulpares permanece em grande parte desconhecida. Alguns pesquisadores investigaram a prevalência de cálculos pulpares ou a associação dessa condição com outras condições dentárias. No entanto, várias condições têm sido alegadas como predisponentes à formação de cálculos pulpares, tais como degeneração pulpar, interações indutivas entre o epitélio e o tecido pulpar, idade, cárie, procedimentos operatórios, doenças periodontais, restos epiteliais no tecido pulpar, movimentação ortodôntica dos dentes, distúrbios circulatórios no tecido pulpar, fatores idiopáticos e predisposição genética4-10. A literatura recente ainda sugere que os cálculos pulpares são uma caraterística de uma polpa irritada, tentando se reparar. 11

Bernick e Nedelman encontraram diminuição do tamanho da câmara pulpar devido à deposição de dentina secundária, com o aumento da idade e deposição progressiva de massas calcificadas originadas na raiz6. 6 A lesão cariosa estimula as alterações inflamatórias na polpa, levando à formação de dentina secundária (reparadora) e ao aumento da calcificação.12 Alguns estudos observaram a possível correlação entre a doença sistémica e a ocorrência de calcificação pulpar. A literatura recente ainda sugere que os cálculos pulpares são uma caraterística de uma polpa irritada, tentando se reparar13.

Bernick e Nedelman encontraram diminuição no tamanho da câmara pulpar devido à deposição de dentina secundária, com o aumento da idade e deposição progressiva de massas calcificadas originadas na raiz. 6, 14. A lesão cariosa estimula alterações inflamatórias na polpa, levando à formação de dentina secundária (reparadora) e ao aumento da calcificação. Alguns estudos observaram a possível correlação entre a doença sistêmica e a ocorrência de calcificação pulpar. Enquanto alguns pesquisadores relataram a prevalência com base no número de pacientes e dentes, outros representaram apenas as taxas com base no número de dentes15,16.

Moura e Paiva confirmaram que a calcificação pulpar tem uma taxa aumentada em indivíduos com aterosclerose coronária. 17

Nayak et al. referiram que os doentes com doenças cardiovasculares apresentavam o número máximo de cálculos pulpares em comparação com outras doenças sistémicas18.

Edds et al. propuseram que 74% dos pacientes com história de DCV tinham um cálculo pulpar evidente, enquanto que apenas 39% dos pacientes sem registo de DCV tinham cálculos pulpares. 10, 19 Ninomiya et al. 20 descreveram a presença de matriz orgânica com células aprisionadas nos cálculos pulpares.

Bender propôs que os diabéticos são particularmente propensos a infecções bacterianas ou oportunistas. Esta vulnerabilidade é causada por uma perturbação circulatória generalizada em que os vasos sanguíneos são danificados pela acumulação de depósitos ateromatosos nos tecidos do lúmen dos vasos sanguíneos. Um aspeto importante a ter em conta na diabetes mellitus é o sistema vascular. São afectados vasos sanguíneos de todos os tamanhos, desde a aorta até aos mais pequenos capilares e vénulas.21

Por outro lado, existem na literatura opiniões opostas sobre esses fatores etiológicos no desenvolvimento das calcificações pulpares. Além disso, na maioria das investigações, apenas foram utilizados dentes posteriores e o tamanho da amostra é limitado.2, 20, 22 Além disso, os vasos sanguíneos, particularmente os capilares, desenvolvem uma membrana basal espessada, o que prejudica a resposta leucotáctica, havendo uma diminuição da capacidade microbicida dos leucócitos polimorfonucleares e falha na entrega dos componentes humorais e celulares do sistema imunitário. A polpa dentária, por ter uma circulação colateral limitada ou inexistente, está mais sujeita ao risco de infeção e calcificações pulpares23.

A etiologia destas calcificações é pouco compreendida, não sendo claro se representam um estado patológico ou se constituem um comportamento biológico normal da polpa.24 Alguns autores encontraram evidências de que os restos epiteliais representados por remanescentes da bainha radicular de Hertwig presentes no tecido pulpar podem estimular ou predispor à formação de calcificações com túbulos dentinários, iniciando-se como partículas calcificadas ao redor de vasos sanguíneos e troncos nervosos.24

Estudos recentes têm sugerido uma forte correlação entre doenças cardiovasculares e a formação de cálculos pulpares18, 25-27.

As imagens panorâmicas seriam excelentes para o rastreio de calcificações pulpares, uma vez que todos os dentes podem ser avaliados através da mesma imagem.28

Zerozi parte do princípio de que as alterações físico-químicas do tecido favorecem a precipitação dos sais de cálcio. Estas modificações seriam devidas a "alterações circulatórias" ou à presença de células necróticas ou degeneradas, que libertariam ácidos gordos. Estes ácidos gordos, na presença de cálcio, gerariam sabões insolúveis, que favoreceriam a precipitação de sais de cálcio. As perturbações circulatórias com formação de trombos podem também favorecer a precipitação de sais de cálcio nos vasos, bem como no trombo. 29 Sundell et al. demonstraram que variações na circulação, assim como a hialinização das células, favorecem a formação de nódulos pulpares. 30 Protzel também enfatiza esse mecanismo, sugerindo que o estrangulamento no forame pode dificultar a circulação sanguínea, o que, por sua vez, promove o aparecimento de nódulos pulpares. 31 Quimicamente, os dentículos são precipitados de fosfato de cálcio, carbonato de cálcio e fosfato de magnésio. Ao aumentarem de tamanho, podem exercer pressão sobre os vasos e influenciar o suprimento sanguíneo para o tecido pulpar.32 Hitchin verificou a ausência de dentículos em muitos dentes erupcionados, mas eles podem estar presentes em dentes em erupção. Concluiu que os nódulos formados em dentes em erupção constituem uma doença diatésica que está associada à dentina primária da coroa e da raiz33. Embora muitos relatos tenham sido documentados na literatura a respeito de cálculos pulpares, poucos descrevem casos de cálculos pulpares surgindo em todos os dentes de um jovem34.

A calcificação da polpa dentária ocorre em todos os grupos etários, com um aumento da frequência nos grupos etários mais velhos e nos dentes em que existe um insulto à polpa.35

Alguns investigadores referiram que os cálculos pulpares eram mais comuns nas mulheres do que nos homens.36

Um estudo recente centra-se na relação entre a calcificação da polpa dentária e as nanopartículas e as nanobactérias, mas é insuficiente para dizer qual é a etiologia exacta.37 Alguns estudos mostraram a ligação entre o cálculo da polpa dentária e a prevalência de cálculos renais, e outros em relação à calcificação da carótida. Vários estudos sugeriram que os cálculos pulpares podem ser manifestações de doenças sistémicas37, 38.

Foi demonstrada uma correlação significativa entre a aterosclerose coronária e o aumento da prevalência de cálculos pulpares em doentes com idades compreendidas entre os 40 e os 60 anos.39

O presente estudo tem como objetivo estimar a prevalência de cálculos pulpares através de radiografias bitewing e investigar a possível associação entre a presença de calcificação pulpar em pacientes com doença sistémica.

CAPÍTULO 2

Objetivo do estudo:

- Avaliar a presença de cálculos pulpares em indivíduos saudáveis de controlo.
- Avaliar a presença de cálculos pulpares em doentes com doenças sistémicas, como a diabetes mellitus, doenças cardiovasculares e cálculos renais/ cálculos biliares.
- Determinar a associação de cálculos pulpares em diferentes sexos, tipos de dentes, arcadas dentárias, lados e comparar entre pacientes com doenças sistémicas e indivíduos saudáveis de controlo.

Objectivos do estudo:

- Determinar a prevalência de calcificações da câmara pulpar numa amostra de pacientes dentários da população do sudeste do Rajastão.
- Determinar a prevalência e a distribuição dos cálculos pulpares no grupo de dentes posteriores através de uma radiografia de bitewing.
- A relação entre a pedra da polpa e a idade e o género na ocorrência de pedra da polpa.
- Determinar se existe uma maior prevalência de cálculos pulpares em quaisquer condições sistémicas.
- A prevalência de cálculos pulpares em pacientes normais e saudáveis e em pacientes com cálculos renais para determinar se existe alguma correlação entre a prevalência de cálculos pulpares e cálculos renais.
- Investigar a possível associação entre calcificações dentárias e cálculos no rim e/ou na bílis.
- Determinar a prevalência de cálculos pulpares e a presença de quaisquer perturbações

cardiovasculares.

- Determinar a prevalência de cálculos pulpares e a correlação com a diabetes mellitus tipo 1 e tipo 2

- Analisar a correlação clínico-radiográfica entre o cálculo pulpar em pacientes com doenças sistémicas e comparar os resultados com indivíduos saudáveis de controlo.

CAPÍTULO 3

REVISÃO DA LITERATURA

Fundo de pasta de pedra

Um achado frequente que recebe pouca atenção, os cálculos pulpares desenvolvem-se ao longo da vida e ao longo do tecido pulpar e 40, 41 são largamente considerados como sendo uma consequência normal ou do envelhecimento 40, um resultado de cáries 42, ou um resultado de irritação de um tratamento restaurador extenso 38.

Os factores etiológicos envolvidos no desenvolvimento dos cálculos pulpares são ainda largamente desconhecidos3 e o único significado clínico atualmente aceite é o bloqueio dos canais durante o tratamento endodôntico.43 No entanto, tem sido sugerido que a formação de cálculos pulpares está associada à aterosclerose coronária. 18,19 Há relatos de cálculos pulpares em pacientes com doenças genéticas, como a calcinose tumoral, a displasia dentinária, a dentinogénese imperfeita, *a síndrome de Van der Woude*, a osteogénese imperfeita tipo I, *a síndrome de Saethre-Chotzen,* a osteólise expansiva familiar, *a síndrome de Ehlers Danlos tipo I, a síndrome de Marfan* e *a síndrome otodental.* Estas doenças genéticas, embora raras, apresentam uma elevada prevalência de formação de cálculos pulpares, mas os factores causais desta relação são desconhecidos.38

Tipos e formação das pedras da polpa

Os cálculos pulpares podem existir como calcificações de localização livre dentro da câmara pulpar ou podem estar ligados ou embutidos na parede dentinária.

Foram descritos dois tipos de pedra-polpa.3

1. Dentículos que possuem um núcleo central preenchido por restos epiteliais rodeados perifericamente por dentina tubular feita por odontoblastos.45

2. Possuem núcleos centrais de dentina tubular e tubular rodeados por tecidos calcificados. 8

As pedras pulpares também podem ser classificadas com base na sua localização e estrutura dentro da polpa como: verdadeiras, falsas, livres, embutidas, aderentes, redondas/ovóides e sem forma particular. 47 Outras formas de calcificação dentro da polpa de um dente são: fibro-dentina, calcificações difusas e calcificações distróficas. Os cálculos pulpares também podem ser subdivididos entre aqueles com laminações concêntricas distintas e aqueles sem laminações distintas. Os cálculos pulpares laminados geralmente não estão associados a cálculos pulpares menores, enquanto os não laminados são mais ásperos e podem ter cálculos menores aderidos às suas superfícies.48

Prevalência de cálculos pulpares

Muitos estudos epidemiológicos de grande porte investigaram a prevalência de cálculos pulpares em dentes decíduos e permanentes. 8,40,50,51 A tabela mostra dados de prevalência de cálculos pulpares de levantamentos em larga escala de dentes permanentes em diferentes populações.

Investigator	Methodology	Sample (n)	Age of Subjects (yrs)	Prevalence (%)
Hill (1934)	Histology	132 teeth	10-70 yrs	10-30 yrs (66%), 31-50 yrs (80%), 51-70 yrs (90%)
Sayegh & Reed (1968)	Histology	591 teeth	10-63 yrs	31.6% teeth
Hillmann & Geurtse (1997)	Histology	332 teeth	11-72 yrs	11-30 yrs (14.9%), 31-51 yrs (44.4%), 52-72 yrs (65.1%)
Hamasha & Darwazeh (1998)	Radiography	4,573 teeth, 814 subjects	18-69 yrs	22.4% teeth, 51.4% subjects
Tamse *et al.* (1982)	Radiography	1,380 teeth, 300 subjects	20-40 yrs	20.7% teeth, 41.6% subjects
Chandler *et al.* (2003)	Radiography	445 teeth, 121 subjects	18-25 yrs	9.9% teeth, 4% subjects
Sener *et al.* (2008)	Radiography	15,326 teeth, 536 subjects	13-65 yrs	4.8% teeth, 38% subjects
Rozylo et al. (1999)	Radiography	880 teeth	18-56 yrs	25.7% teeth
Perminder & Singh (1985)	Radiography	2,452 teeth	unknown	18% teeth
Baghdady *et al.* (1988)	Radiography	6,228 teeth	12-13 yrs	19.2% teeth
Ranjitkar *et al.* (2002)	Radiography	3,296 teeth, 217 subjects	17-35 yrs	10.1% teeth, 46.1% subjects

Quando se investiga a prevalência de cálculos pulpares nos dentes, são normalmente utilizados dois métodos: histologia e radiografia, embora a prevalência de cálculos pulpares pareça variar entre estudos e populações.

Um achado consistente na literatura é que os estudos histológicos estimam uma prevalência mais elevada do que os estudos radiográficos, 8,40,42 porque os cálculos pulpares mais pequenos e as calcificações difusas não podem ser identificados radiograficamente.40

Os cálculos pulpares tendem a ser mais comuns em molares, dentes muito restaurados e cariados.42, 38

A maioria dos estudos histológicos mostra que, com o avançar da idade, as calcificações difusas se tornam mais comuns, enquanto a prevalência de cálculos pulpares se mantém constante ao longo da vida.8, 32

Embora a literatura apresente uma ampla gama de valores para a prevalência, as calcificações pulpares difusas parecem ser consistentes com o avanço da idade. 8,14,53,54

Seja através de estudos histológicos ou radiográficos, a prevalência de cálculos pulpares é proeminente em diferentes populações e grupos etários. No entanto, a diferença de frequências entre os grupos permanece pouco clara.

Muito poucos destes estudos examinam a história clínica destes doentes para determinar se existem doenças sistémicas que possam ter contribuído para o desenvolvimento de cálculos pulpares7, 18,19.

Etiologia das pedras da polpa

O mecanismo de desenvolvimento da pedra-polpa não é totalmente compreendido. Foram propostos dois mecanismos possíveis.3

A calcificação inicial de componentes isolados do tecido pulpar, que pode ocorrer a qualquer momento e em qualquer parte do tecido pulpar, e as interações epitélio-mesenquimais durante a odontogênese, que podem ocorrer apenas nas áreas de furca e próximas à bainha radicular7.

O segundo mecanismo proposto ocorre quando os filamentos epiteliais se desprendem do órgão do esmalte durante o desenvolvimento do dente. Esses filamentos ficam isolados na papila dentária, onde interagem com o mesênquima da papila, resultando na diferenciação fisiologicamente normal dos odontoblastos ao redor dos filamentos7.

Alguns estudos histológicos mostraram que uma alta frequência de ilhas de células, consideradas de origem epitelial (possivelmente a Bainha Epitelial Radicular de Hertwig [HERS]), é observada juntamente com a formação de cálculos pulpares em dentes que foram submetidos à intrusão ortodôntica9,56.

Isto infere que a bainha epitelial radicular de Hertwig pode induzir a formação de cálculos pulpares.

No entanto, quando o movimento ortodôntico é aplicado a dentes com formação radicular incompleta, pode ocorrer a fragmentação da bainha radicular, causando a formação das ilhas.

Alguns estudos sugerem que a verdadeira formação de cálculos pulpares pode ocorrer apenas durante a formação da raiz na polpa radicular e nas áreas de furca de dentes multirradiculares, sugerindo que a resposta do tecido pulpar a um estímulo pode ser dependente da idade.7

Outros estudos descobriram que a dentina ou tecido semelhante à dentina pode ser produzido através da indução de fibroblastos na polpa.57

Os cálculos da polpa também foram investigados por microscopia eletrónica de varrimento 50 e imunohistoquímica 20, 25 para determinar a sua composição química.

Os dois principais elementos minerais encontrados nos cálculos da polpa são o cálcio e o fósforo.

As concentrações médias destes dois elementos são 32,1% de cálcio e 14,7% de fósforo, sendo o resto da composição constituída por flúor, sódio e magnésio.50 Encontram-se também oligoelementos de potássio, cloro, manganês, zinco e ferro. O principal componente orgânico de um cálculo pulpar foi identificado como colagénio tipo I, que se encontra uniformemente distribuído por todo o cálculo.20

A osteopontina, uma proteína não colagénica, encontra-se na periferia de um cálculo pulpar, sugerindo que desempenha um papel na calcificação dos cálculos pulpares, ao passo que a osteonectina e a osteocalcina não foram observadas.20

Alguns investigadores investigaram a osteopontina em cálculos pulpares através de imunohistoquímica para determinar se existe alguma correlação entre esta proteína não colagénica e outras placas ateroscleróticas e cálculos encontrados no corpo. 1.º verificou-se que a osteopontina tem uma imunomarcação semelhante à das placas ateroscleróticas e dos cálculos urinários.25, 58 Estes resultados sugerem que o processo de calcificação envolvido nos cálculos pulpares pode ser semelhante a outras condições ou doenças sistémicas como a DCV.

À medida que os dentes envelhecem, o tamanho da câmara pulpar diminui devido à deposição de dentina secundária e terciária, ao aumento dos feixes de colagénio e à deposição progressiva de massas calcificadas14. 14 Os vasos sanguíneos começam a calcificar e a diminuir em número, juntamente com os nervos na polpa coronal, enquanto os feixes de colagénio das bainhas vasculares e neurais se tornam os locais de calcificação.59

Um achado comum à medida que os dentes envelhecem é a presença de calcificações difusas 8,42,52 Depósitos de gordura 54 e quantidades aumentadas de colagénio.8

Os relatórios disponíveis sobre a formação de cálculos pulpares com o avançar da idade não mostram qualquer correlação 60,47,52 As calcificações difusas, por outro lado, mostram uma associação com o avançar da idade.8,14,40,47,52 Estes dados sugerem que as calcificações difusas são um componente natural do envelhecimento, mas a formação de cálculos pulpares não o é e, portanto, pode ser uma manifestação de outra doença ou condição.

Patogénese das pedras da polpa

Foi demonstrado que as calcificações são mais prováveis em dentes cariados 42,60 e em dentes fortemente restaurados 38,49,60, sugerindo que, em condições patológicas, o processo de formação de cálculos pulpares aumenta, enquanto que, em condições normais, as calcificações pulpares são um processo fisiológico.

Não foi encontrada uma associação definitiva entre a doença periodontal e as calcificações pulpares (discretas e difusas).41

Há relatos de cálculos pulpares em pacientes com desordens genéticas como a calcinose tumoral 61, displasia dentinária, dentinogénese imperfeita, síndrome de Van Der Woude 62, osteogénese imperfeita tipo I64 , síndrome de Saethre-Chotzen, síndrome da fácies de Elfin73, expansileosteólise familiar65, síndrome de Ehlers Danlos tipo I 66, síndrome de Marfan 67 e síndrome orodental 68. Essas desordens genéticas, apesar de raras, apresentam uma alta prevalência de formação de cálculos pulpares, mas os fatores causais dessa relação são desconhecidos.

Estudos recentes sugerem uma correlação entre a doença cardiovascular e a formação de cálculos pulpares. 17,18,19.

Foi demonstrada uma correlação significativa entre a aterosclerose coronária e o aumento da prevalência de cálculos pulpares em doentes com idades compreendidas entre os 40 e os 60 anos.17

Estudos radiográficos sobre os efeitos do envelhecimento na polpa dentária revelaram que a retração da polpa dentária é estatisticamente maior em indivíduos com doenças relacionadas com a calcificação (aterosclerose, hipertensão, cálculos renais, gota, cálculos biliares e artrite) do que em indivíduos sem essas doenças.69,70 Sugerindo que a maior taxa de encerramento de canais radiculares e calcificações pulpares poderia estar relacionada com doenças relacionadas com a calcificação, tais como as doenças cardiovasculares. Os primeiros investigadores a analisar a relação entre a formação de cálculos pulpares e doenças sistémicas remontam a 1933.71

Oguntebi (1992)[38,49,60] demonstrou que algumas arteríolas pulpares de porcos com uma dieta rica em colesterol apresentavam placas ateromatosas sem evidência de calcificação em suínos induzidos por hipercolesterolemia. Estes resultados sugerem que condições sistémicas como a DCV e a diabetes, que causam aterosclerose em grandes vasos, podem igualmente causar aterosclerose e calcificações em pequenos vasos e, consequentemente, cálculos pulpares. Outros estudos contradizem esta sugestão.

Krell (1994)[74] mostrou placas na artéria lingual em macacos ateroscleróticos, mas não foram observadas alterações semelhantes nas arteríolas pulpares. Estudos em animais em que a aterosclerose foi induzida para examinar os efeitos na polpa não mostraram diferenças observáveis nas calcificações pulpares entre animais normais e ateroscleróticos, sugerindo que a aterosclerose sistémica não afecta diretamente a polpa e, portanto, a formação de cálculos pulpares 74.

Inagaki (2010)[75] verificou previamente que a osteopontina (OPN) era produzida pelas células da polpa dentária e que a sua expressão estava associada à formação da matriz pulpar. Foi relatado que a calcificação amorfa apareceu na polpa dentária de pacientes diabéticos. O objetivo deste estudo foi determinar a relação entre a expressão da OPN e a calcificação patológica na polpa de ratos diabéticos. Investigou-se o efeito da glicose na produção de OPN e na atividade da fosfatase alcalina em células de cultura da polpa dentária de ratos (RPC-C2A) e, em seguida, determinou-se a calcificação da polpa dentária e a expressão de OPN em ratos diabéticos e comparou-se com a de ratos saudáveis através de análises histológicas e imuno-histoquímicas.Nas células RPC-C2A, a análise bioquímica mostrou que uma concentração elevada de glucose (50 mmol/L) aumentou a produção da proteína OPN e a atividade da fosfatase alcalina 1,3 vezes e 1,5 vezes, respetivamente. As observações histológicas mostraram mais partículas calcificadas nos tecidos da polpa dentária em ratos diabéticos do que em ratos não diabéticos. Além disso, formou-se uma camada espessa de predentina na polpa radicular dos ratos diabéticos. A OPN foi mais fortemente corada em torno das partículas calcificadas e na zona de odontoblastos sob a predentina espessada em ratos diabéticos e concluiu-se que a OPN pode ser uma molécula chave envolvida no aumento das calcificações patológicas da polpa, que são frequentemente observadas em pacientes diabéticos.

Estudos anteriores sobre a associação entre doenças sistémicas e a formação de cálculos na polpa

Sidney Sorrin (1941)[76] conduziu o estudo para determinar se existe alguma relação entre cálculos pulpares ou hipercementose e artrite. Dos 200 casos de artrite estudados no Hospital Montefiore, 100 eram edêntulos e, portanto, sem valor para essa investigação. No grupo dos desdentados, os resultados das extracções prévias de todos os dentes foram decepcionantes; a artrite persistiu. Apenas os casos que tinham pelo menos 15 dentes, distribuídos entre a maxila e a mandíbula, foram incluídos no estudo. Quarenta e seis dos restantes 100 artríticos cumpriam estes requisitos. As artrites são normalmente classificadas em tipos não específicos e específicos. No tipo inespecífico encontram-se o grupo das infecciosas crónicas (proliferativa, atrófica, reumatoide, artrite deformante) e o grupo das degenerativas (hipertrófica, osteoartrite). Sob o tipo específico encontra-se a artrite tuberculosa e gonorreica. O maior número de casos (37) pertence ao grupo infecioso crónico, 6 ao grupo degenerativo e 3 ao grupo específico. Uma série de controlo de 48 casos de indivíduos ditos "saudáveis" (não artríticos) foi selecionada aleatoriamente da Clínica de Periodontia da Faculdade de Medicina Dentária da Universidade de Nova Iorque. Foram considerados apenas os casos que apresentavam pelo menos 15 dentes distribuídos entre a maxila e a mandíbula. Tentou-se determinar em que proporção os cálculos pulpares apareciam nos dentes com carie vital e nos dentes sem carie. Concluiu-se que, a partir do estudo dos casos disponíveis, parece não haver relação entre os cálculos pulpares ou a hipercementose e a artrite.

Wahab (1986)[77] relatou um caso de uma mulher de 42 anos que apresentava um primeiro molar superior esquerdo doloroso. Um exame clínico exaustivo não revelou a causa da dor, que se agravou progressivamente. O dente foi extraído por insistência da paciente. O exame microscópico de várias secções do dente descalcificado mostrou um grande freestone que ocupava a maior parte da câmara pulpar e estava intimamente relacionado com um feixe nervoso. O achado tende a apoiar a ideia de que pedras na polpa de um dente aparentemente saudável podem causar dor de dentes. Concluiu-se que este caso tendia a apoiar o ponto de vista de que os cálculos pulpares podem causar dor de dentes.

Moura (1987)[17] investigou uma possível correlação entre calcificações pulpares do tipo nodular e aterosclerose coronariana. Foram estudados dois grupos de 25 pacientes do sexo masculino cada. A faixa etária variou de 40 a 60 anos. O primeiro grupo era composto por pacientes com diagnóstico confirmado de aterosclerose coronariana. O segundo grupo era constituído por doentes sem aterosclerose coronária mas com cardiopatia isquémica não obstrutiva, ou seja, fluxo sanguíneo coronário lento ou prolapso da válvula mitral. Em ambos os grupos o diagnóstico de alteração cardíaca foi feito através de exame clínico, exames laboratoriais e angiocoronariografia. As radiografias periapicais dos dentes foram efectuadas com a técnica do cone longo. No total, estavam disponíveis radiografias de 570 dentes, tendo sido registada a presença de dentículos pulpares. A presença de dentículos foi relacionada tanto ao número total de dentes quanto a cada indivíduo dentro dos grupos. A avaliação da significância estatística foi baseada na análise do Qui-quadrado com a suposição de significância estatística ocorrendo em $p = 0,001$. O número de dentes com dentículos no grupo de aterosclerose foi superior ao do grupo de controlo, sendo a diferença altamente significativa ($p<0,001$). Além disso, quando calculado numa base por dente, significativamente mais dentes tinham dentículos no grupo de aterosclerose do que no grupo de controlo ($p< 0,001$). Concluiu-se que existe uma associação numérica entre os dentículos pulpares e a doença aterosclerótica.

Hamasha A (1998)[51] descreveu a prevalência de cálculos pulpares e a sua frequência e distribuição entre diferentes tipos de dentes numa amostra de pacientes dentários jordanos. Os dados foram recolhidos através de exames radiográficos de uma amostra aleatória de filmes periapicais e bitewing de 4573 dentes de 814 registos dentários do sistema de arquivo da Faculdade de Medicina Dentária. E concluiu-se que os primeiros e segundos molares foram os dentes mais frequentemente afectados. A incidência de cálculos pulpares não foi significativamente diferente entre os diferentes grupos etários e géneros.

S Ranjitkar (2002)[38] calculou a prevalência de cálculos pulpares em jovens adultos australianos utilizando radiografias, e para relatar quaisquer associações entre a ocorrência de cálculos pulpares e o sexo, tipo de dente, arcada dentária, lado e estado dentário. De 217 estudantes universitários de medicina dentária, dos quais 123 do sexo masculino e 94 do sexo feminino, com idades compreendidas entre os 17 e os 35 anos, foram examinados 3296 dentes em radiografias bitewing com ampliação de 2x. Os cálculos pulpares foram classificados como presentes ou ausentes e as associações com o sexo, tipo de dente, arcada dentária, lado e estado dentário foram anotadas. Os resultados obtidos foram Os cálculos pulpares foram encontrados em 100 (46,1 por cento) dos indivíduos e em 333 (10,1 por cento) dos dentes examinados. As ocorrências foram raras nos pré-molares (0,4 por cento) mas significativamente mais elevadas nos molares (19,7 por cento). Os cálculos pulpares foram significativamente mais comuns nos primeiros molares do que nos segundos molares, e nos primeiros molares superiores do que nos primeiros molares inferiores. Os primeiros molares superiores direitos cariados e/ou restaurados e os segundos molares superiores esquerdos apresentaram prevalências mais elevadas de cálculos pulpares do que os molares intactos e não restaurados e concluiu-se que os cálculos pulpares podem fornecer informações forenses úteis quando se examinam registos dentários para identificar pessoas falecidas.

Kantaputra (2002)[62] relatou uma família tailandesa de quatro gerações com um fenótipo único do tipo VWS. Para além de anomalias labiais, hipodontia, fenda labial e fenda palatina, os membros afectados desta família apresentavam perda auditiva neurossensorial, seios craniofaciais grandes, cálculos na polpa dentária e anomalias menores nos membros e síndromes de pterígio poplíteo causadas por mutações no gene do fator regulador do interferão (IRF6). São descritas duas famílias tailandesas com VWS que demonstram achados recentemente reconhecidos de VWS. O fenótipo da primeira família inclui perda auditiva neurossensorial, fenda labial e palatina, anomalias no lábio inferior, anquiloglossia, hipodontia, cálculos na polpa dentária, seios craniofaciais grandes e anomalias nos membros. A análise molecular do IRF6 revelou uma deleção de 11 pb no exão 4. Esta mutação de frameshift trunca o IRF6 logo após o domínio de ligação ao ADN e concluiu-se que a mutação implica que o IRF6 pode afetar a calcificação da polpa dentária, a pneumatização dos seios craniofaciais e o desenvolvimento do ouvido e dos membros. A segunda família é constituída por um irmão e uma irmã afectados. Ambos têm anomalias no lábio inferior e a irmã tem fenda labial e palatina e ambos têm uma forma anormal dos molares decíduos e permanentes da mandíbula. A análise da mutação do IRF6 foi negativa, sugerindo que as mutações podem estar localizadas fora dos exões codificantes ou noutro locus.

Bauss (2008)[67] efectuou um estudo para determinar a prevalência de calcificações pulpares em pacientes com síndrome de Marfan. A prevalência de cálculos pulpares e obliteração pulpar foi avaliada em radiografias bitewing em 21 indivíduos com síndrome de Marfan e em 100 controlos saudáveis. Os resultados obtidos em indivíduos com síndrome de Marfan com mais de 30 anos de idade mostraram uma prevalência significativamente maior de cálculos pulpares ($p = 0{,}027$) ou obliteração pulpar ($p < 0{,}001$). Os cálculos pulpares estavam presentes em 20,7% e a obliteração pulpar foi encontrada em 7,9% dos dentes examinados neste grupo. Os indivíduos com síndrome de Marfan também revelaram uma correlação significativa entre a idade e o número de dentes com cálculos pulpares ou obliteração pulpar, concluindo-se que as calcificações pulpares são achados frequentes em indivíduos com síndrome de Marfan. Este facto deve ser tido em consideração no tratamento endodôntico ou ortodôntico.

S. Şener (2009)[78] descreveu a prevalência de calcificações da câmara pulpar numa amostra de pacientes dentários turcos e relatou associações entre a presença de calcificações da câmara pulpar e o estado dentário, sexo, idade e doenças cardiovasculares. Os dados foram recolhidos através do exame radiográfico de radiografias periapicais e bitewing de 15.326 dentes de 536 pacientes dentários, incluindo 270 pacientes do sexo masculino e 266 do sexo feminino com idades compreendidas entre os 13 e os 65 anos. Focos radiopacos definidos no interior da câmara pulpar radiolúcida foram definidos como calcificações da câmara pulpar. Quando a câmara pulpar estava completamente radiolúcida, o dente foi classificado como dente sem calcificação da câmara pulpar. Os resultados obtidos para classificar o estado dentário como intacto, cariado, restaurado ou restaurado + cariado. As calcificações da câmara pulpar foram identificadas em 204 (38%) pacientes examinados. Dos 15.326 dentes, 747 (4,8%) tinham calcificações na câmara pulpar. Verificou-se que o género e o estado dentário estão correlacionados com a presença de calcificações na câmara pulpar. A alta prevalência de calcificações da câmara pulpar em dentes cariados, restaurados e restaurados + cariados apoia a ideia de que a ocorrência de calcificações da câmara pulpar pode ser uma resposta a irritantes de longa data. Concluiu-se que, para relatar quaisquer associações entre a ocorrência de calcificações na câmara pulpar e diferentes estados dentários ou clínicos, são necessários mais estudos.

Kansu (2009)[79] determinou a relação entre a presença de calcificação pulpar e a calcificação da artéria carótida em radiografias panorâmicas dentárias em doentes com doença renal em fase terminal (ESRD) em hemodiálise e receptores de transplante renal. Um total de 60 pacientes de nefrologia (29 pacientes em hemodiálise e 31 receptores de transplante renal) participaram neste estudo. Em todos os pacientes, as radiografias panorâmicas e periapicais foram avaliadas duas vezes por três examinadores para determinar a presença ou ausência de estreitamento das polpas dentárias e cálculos pulpares nas câmaras pulpares e canais. O coeficiente kappa foi utilizado para a concordância entre as variáveis, e a fiabilidade interexaminadores foi avaliada pelo coeficiente de correlação intraclasse. As radiografias panorâmicas também foram avaliadas para determinar a calcificação da carótida. O exame de ultrassom confirmou os achados radiográficos de calcificação da carótida nas radiografias panorâmicas. Os resultados obtidos foram Calcificações carotídeas detectadas em 11 doentes (6 doentes em hemodiálise e 5 receptores de transplantes). 48 doentes (22 doentes em hemodiálise, 26 receptores de transplantes) apresentavam estreitamento da polpa dentária e 8 doentes (5 doentes em hemodiálise, 3 receptores de transplantes) apresentavam cálculos pulpares. Não houve relação estatística entre o estreitamento pulpar e a calcificação da artéria carótida (CAC) no grupo de doentes em hemodiálise e nos receptores de transplante renal. Também não houve relação estatística entre cálculos pulpares e CAC nos doentes em hemodiálise e nos receptores de transplante renal. Concluiu-se que não foi encontrada qualquer relação entre a presença de calcificação pulpar e a CAC em doentes com ESRD em hemodiálise e em receptores de transplante renal. Portanto, a presença de calcificação pulpar não parece servir como um marcador diagnóstico para a aterosclerose carotídea.

Gulsahi (2009)[80] determinou a prevalência de cálculos pulpares num grupo de pacientes utilizando radiografias e para avaliar quaisquer associações com idade, sexo, doenças sistémicas, tipo de dente, maxilar, cáries, restaurações, terceiros molares impactados e anomalias dentárias, incluindo dens invaginatus, taurodontismo, dens evaginatus e microdontia. Um total de 519 pacientes foram selecionados aleatoriamente entre os pacientes encaminhados para o Departamento de Diagnóstico Oral e Radiologia da Faculdade de Medicina Dentária da Universidade de Ancara. Após inspeção clínica, foram obtidas radiografias periapicais de boca inteira. Um radiologista oral examinou as radiografias para identificar os cálculos pulpares. A distribuição da frequência dos dentes com cálculos pulpares foi calculada e a análise estatística foi efectuada com o teste do qui-quadrado. Dos pacientes, 313 (60%) eram do sexo feminino e 206 (40%) do sexo masculino. Sessenta (12%) tinham um ou mais dentes que continham cálculos pulpares. Entre os 13.474 dentes examinados radiograficamente, 627 (5%) apresentavam cálculos pulpares. Não houve associação significativa entre a ocorrência de cálculos pulpares e o sexo ou doenças sistémicas. Com o aumento da idade, a prevalência de cálculos pulpares aumentou ($P < 0,01$). Os molares apresentaram estatisticamente mais cálculos pulpares do que os pré-molares e incisivos ($P < 0,001$). As frequências nos maxilares e mandíbulas foram semelhantes. Não houve associação entre cálculos pulpares e terceiros molares impactados, cáries, restaurações ou anomalias dentárias. Concluiu-se que a prevalência de cálculos pulpares aumentou com a idade e foi significativamente maior nos dentes molares do que nos pré-molares e incisivos. Não houve associação significativa entre cálculos pulpares e sexo, doenças sistémicas, terceiros molares impactados, condição da coroa e anomalias dentárias.

Nayak (2010)[18] realizou um estudo em pacientes dentários do KVG Dental College and Hospital, na Índia, e propôs também que as calcificações da polpa dentária, especificamente os cálculos pulpares, têm a mesma patogénese que os ateromas calcificados encontrados noutras partes do corpo. O estudo de Nayak consistiu em 150 pacientes no total, divididos em 5 grupos, cada um composto por 30 pacientes: (1) DCV, (2) Diabetes mellitus tipo 2 (3), Diabetes mellitus tipo 1, tiroidite autoimune, síndrome de Sjogren, LES e esclerose múltipla, (4) defeitos dentários e (5) grupo de controlo.

Verificaram que 93% (28/30) dos pacientes e 15,86% dos dentes continham cálculos pulpares em pacientes com DCV, em comparação com 50% (15/30) dos pacientes e 2,83% dos dentes em pacientes sem DCV.

Estes resultados, semelhantes aos do estudo Edds, sugerem que os doentes com DCV têm uma prevalência significativamente maior de formação de cálculos na polpa quando comparados com doentes saudáveis. Este estudo não foi cego e teve uma pequena amostra de doentes com DCV (n=30), o que pode afetar a prevalência e o significado global. Em vez de analisar várias doenças em números mais pequenos, este estudo deveria ter-se concentrado numa doença e aumentado o número de doentes para obter conclusões mais concretas. As deficiências destes estudos podem levar a conclusões incorrectas.

Ezoddini (2011)[81] estudou para determinar se a elevada prevalência de cálculos na polpa dentária está correlacionada com a estenose da artéria coronária. 61 pacientes com idades entre 20 e 55 anos encaminhados para o Affsar Heart Centre para angiografia coronária invasiva foram convidados a submeter-se a uma radiografia dentária panorâmica. As radiografias panorâmicas foram examinadas de forma independente para detetar a presença de cálculos pulpares. Os cálculos pulpares estavam presentes em 82% (31/38) dos doentes com pelo menos uma estenose da artéria coronária clinicamente significativa e em 48% (11/23) dos doentes com angiografia coronária normal. Estavam presentes em 13% dos doentes do primeiro grupo e em 5% dos dentes da carta. Os resultados mostram uma associação estatisticamente significativa entre estenose da artéria coronária e cálculos pulpares e concluiu-se que a estenose da artéria coronária e a calcificação da polpa dentária estão significativamente associadas. A radiografia dentária tem potencial para ser utilizada como um método de rastreio rápido para a deteção precoce da estenose da artéria coronária.

Donta (2011)[82] apresentou um paciente com retardo mental leve com formação generalizada de cálculos pulpares e o acompanhamento de seis anos. Pedras pulpares foram detectadas radiograficamente na câmara pulpar de todos os dentes permanentes em uma mulher de 25 anos de idade com retardo mental leve que se apresentou para tratamento endodôntico no dente 11. Os antecedentes médicos, dentários e familiares da paciente não contribuíam para a doença. O cálculo pulpar na câmara pulpar do dente 11 foi removido durante a obturação do canal, e o tratamento endodôntico foi concluído sem intercorrências. Seis anos depois, o paciente foi reavaliado e os cálculos pulpares não apresentavam alterações radiográficas. A história familiar do paciente, o fenótipo facial e o cariótipo, bem como o exame radiográfico, laboratorial e físico, não eram consistentes com nenhuma das síndromes genéticas conhecidas associadas a cálculos pulpares generalizados. A análise molecular para o gene DSPP foi negativa. A etiologia deste caso permanece desconhecida. Concluiu-se que cálculos pulpares que aparecem em quase todos os dentes de um indivíduo são raros. Estes doentes devem ser encaminhados para avaliação genética, uma vez que esta condição está maioritariamente associada a síndromes multissistémicas ou a defeitos genéticos da dentina. Os cálculos pulpares raramente causam dor, mas podem dificultar a instrumentação do canal. Os cálculos pulpares observados no presente caso permaneceram inalterados durante um período de observação de 6 anos.

Bayer (2011)[83] demonstrou o potencial desta radiografia utilizada na prática clínica dentária quotidiana através da prevalência de achados radiopacos na região carotídea. Este estudo incluiu radiografias dentárias panorâmicas de 2.557 pacientes com mais de 30 anos de idade. Cinquenta e nove por cento dos pacientes eram mulheres e 41% eram homens. As radiografias foram avaliadas quanto a sinais compatíveis com calcificações arteriais carotídeas, que apareciam como uma massa nodular radiopaca adjacente às vértebras cervicais no espaço intervertebral C3-4 ou abaixo dele. De todas essas radiografias, 4,8% mostravam achados radiopacos compatíveis com lesões ateroscleróticas. A proporção de mulheres atingiu 64,8% e a de homens 35,2%. Os resultados deste estudo mostram que cerca de 5% dos doentes apresentam achados radiológicos compatíveis com calcificações arteriais carotídeas. Alguns destes pacientes com risco de acidente vascular cerebral podem ser identificados no consultório do dentista através da revisão adequada da radiografia panorâmica dentária. A suspeita de calcificações da artéria carótida exige um encaminhamento impetuoso para um profissional adequado que possa ajudar no controlo dos factores de risco e, se necessário, providenciar a remoção cirúrgica da placa arterial carotídea. Assim, o médico dentista deve estar atento a este problema e ser capaz de contribuir para a prevenção do AVC.83

Bahetwar (2012)[84] relatou uma ocorrência tão invulgar de calcificação pulpar generalizada numa mulher indiana de 13 anos de idade. O exame radiográfico da dentição revelou calcificações pulpares em todos os dentes permanentes, localizadas principalmente na câmara pulpar, mas com algumas nos canais radiculares. Os antecedentes dentários, médicos e familiares da paciente não contribuíam para a doença. A análise bioquímica da calcificação pulpar removida de um dos dentes durante o tratamento endodôntico mostrou grandes quantidades de cálcio, fósforo e carbonato. No entanto, a avaliação metabólica do doente através de testes de função hepática e renal e outras análises sanguíneas não revelou qualquer distúrbio metabólico. O doente foi também avaliado quanto a qualquer envolvimento sistémico, sindrómico ou genético, mas este também não contribuiu. Por conseguinte, concluiu-se que este caso invulgar de calcificação generalizada da polpa é de origem idiopática. Neste trabalho, foram realizadas avaliações histopatológicas e bioquímicas da calcificação pulpar para tentar compreender o início e a evolução das calcificações no tecido pulpar.

Raj AC (2012)[85] estudou a relação entre a prevalência de cálculos pulpares e os hábitos alimentares. Foi selecionado para o estudo um total de 58 pacientes com idades compreendidas entre os 20 e os 24 anos, que foram encaminhados para exame radiográfico da boca completa para o Departamento de Medicina Oral e Radiologia, KVG Dental College & Hospital, Sullia. Foi obtida uma história pormenorizada dos seus hábitos alimentares. Foram tiradas radiografias de bitewing dos dentes posteriores e avaliada a presença de cálculos pulpares. Os resultados foram tabulados e analisados. Dos 58 pacientes, 22 eram vegetarianos e 36 eram não-vegetarianos. 12/22 (54,54%) vegetarianos e 24/36 (66,66%) não vegetarianos tinham cálculos pulpares, respetivamente. O número máximo de dentes afectados num único paciente foi de 6 nos vegetarianos, com uma ocorrência média de 2,5 dentes por paciente (15,62%). Nos não vegetarianos, o número máximo de dentes afectados num único paciente foi de 10, com uma ocorrência média de 4,16 dentes por paciente (26%). O tamanho médio dos cálculos pulpares foi maior nos não-vegetarianos do que nos vegetarianos. Concluímos que os cálculos pulpares são mais prevalentes em não-vegetarianos do que em vegetarianos. Os cálculos pulpares envolviam um maior número de dentes e o seu tamanho era comparativamente maior, pelo que se concluiu que os cálculos pulpares são principalmente um processo degenerativo fisiológico e podem aumentar em número e/ou tamanho com o avançar da idade. Os factores etiológicos envolvidos na sua formação são ainda desconhecidos. Dentro das limitações de um estudo piloto, este trabalho clínico explica que existe uma associação significativa entre a ocorrência de cálculos pulpares e os hábitos alimentares. No entanto, para se estabelecer uma relação definitiva, o estudo tem de ser efectuado com uma amostra de maior dimensão. Para além disso, também é necessário investigar os antecedentes genéticos, uma vez que a maioria dos doentes com cálculos pulpares deste estudo provinha de zonas costeiras de Kerala.

Malhotra (2012)[86] efectuou este estudo para determinar (i) a prevalência de cálculos pulpares em doentes normais e saudáveis e em doentes com cálculos renais (ii) se existe alguma correlação entre a prevalência de cálculos pulpares e de cálculos renais. 200 pacientes foram divididos em dois grupos de 100 pacientes. O grupo I era constituído por doentes com diagnóstico confirmado de cálculos renais por ecografia. O Grupo II era constituído por pacientes normais e saudáveis que visitavam o Departamento de Dentisteria Conservadora e Endodontia do Sri Guru Ram Das Institute of Dental Sciences & Research. Foram tiradas radiografias bitewing padrão de ambos os lados para cada grupo e observou-se a presença ou ausência de cálculos pulpares com uma ampliação de 2X. Os resultados obtidos foram 25,4% dos dentes no Grupo I e 18,1% dos dentes no Grupo II mostraram a presença de cálculos pulpares. O teste de significância para comparação entre os dois grupos mostrou uma percentagem significativamente mais elevada de dentes com cálculos pulpares no Grupo I em comparação com o Grupo II e concluiu-se que pode haver uma correlação positiva entre a ocorrência de cálculos pulpares e outras calcificações sistémicas. Os cálculos pulpares nas radiografias dentárias podem ter um significado prognóstico na deteção precoce de calcificações sistémicas.

Sisman (2012)[87] determinou a prevalência de cálculos pulpares numa população turca. Foram também avaliadas quaisquer possíveis associações entre cálculos pulpares e género, tipo de dente e arcada dentária. Foram examinadas quatrocentas e sessenta e nove radiografias bitewing de pacientes que foram obtidas através da base de dados de pacientes da Faculdade de Medicina Dentária da Universidade de Erciyes, Departamento de Diagnóstico Oral e Radiologia. Destes 469 indivíduos, cuja idade média era de 24 anos (± 10,7), 302 eram do sexo feminino e 167 do sexo masculino. Um total de 6.926 dentes foram examinados durante este estudo. Os cálculos pulpares foram registados como presentes ou ausentes e foi anotada qualquer relação com o sexo, tipo de dente e arcada dentária. Os resultados obtidos foram Pedras pulpares identificadas em 270 (57,6%) dos indivíduos e em 1038 (15%) dos dentes examinados. Sua presença foi raramente encontrada nos pré-molares (9,07%), mas foi muito maior nos molares (90,92%). A ocorrência de cálculos pulpares foi significativamente mais comum nos primeiros molares do que nos segundos molares, e nos primeiros pré-molares do que nos segundos pré-molares em cada arcada dentária. Sua ocorrência foi maior na maxila do que na mandíbula para cada tipo de dente. Não foi possível identificar diferença entre os dois sexos. Concluiu-se que os cálculos pulpares não são apenas achados radiográficos incidentais do tecido pulpar, mas também podem ser um indicador de alguma doença subjacente grave. Por outro lado, podem fornecer informações úteis para prever a suscetibilidade dos doentes a outras calcificações distróficas dos tecidos moles, tais como cálculos urinários e ateromas calcificados. No entanto, são necessários mais estudos sobre esta questão.

Zainab (2012)[88] realizou este estudo com o objetivo de calcular a prevalência de cálculos pulpares em jovens adultos iraquianos utilizando uma ortopantomografia digital e de comunicar quaisquer associações entre a ocorrência de cálculos pulpares e o sexo, o tipo de dente e a arcada dentária. Foi recolhido um total de 390 radiografias panorâmicas digitais do departamento de diagnóstico oral/Faculdade de Medicina Dentária para a amostra iraquiana, da Universidade de Bagdade e do Hospital Geral de Al-Karkh. A amostra era composta por 169 homens e 221 mulheres com uma média de idades de 26,9 anos. Foram avaliados cerca de 10510 dentes; os cálculos pulpares foram classificados como presentes ou ausentes, o número de cálculos e as associações com o género, o tipo de dente e a arcada dentária foram registados. De 390 (OPG), um total de 3758 dentes foram examinados, 136 pacientes têm cálculos pulpares presentes em (276) dentes. Os resultados obtidos foram De acordo com o género, 75 mulheres com 143 dentes (51,8%) e 61 homens com 133 dentes (48,1), ou seja, não houve diferença significativa (de ocorrência de cálculos pulpares) entre mulheres e homens. A sua presença foi raramente encontrada nos pré-molares 18 dentes (7%), mas foi muito maior nos molares 258 dentes (93%) e a diferença é estatisticamente significativa. A ocorrência de cálculos pulpares foi significativamente mais comum nos primeiros molares do que nos segundos molares e nos primeiros pré-molares do que nos segundos pré-molares em cada arcada dentária. Não foi possível identificar diferenças entre as duas arcadas, concluindo-se que os cálculos pulpares não são apenas achados radiográficos incidentais do tecido pulpar, mas também podem ser um indicador de alguma doença subjacente grave. Por outro lado, podem fornecer informações úteis para prever a suscetibilidade dos pacientes a outras calcificações distróficas de tecidos moles, como cálculos urinários e ateromas calcificados.

Marwaha (2012)[89] relatou quatro casos em que a ocorrência de cálculos pulpares variou desde sua presença apenas em dentes decíduos até o envolvimento de dentes permanentes jovens e até mesmo em dentes permanentes não irrompidos. Em todos os casos, os antecedentes dentários, médicos e familiares, bem como os achados do exame clínico do paciente, não contribuíram para a ocorrência dos cálculos pulpares. O relatório histopatológico revelou uma dentadura verdadeira. A avaliação metabólica dos doentes através de testes de função hepática, testes de função renal e análises ao sangue não revelou quaisquer distúrbios metabólicos. Os doentes foram também avaliados quanto a qualquer envolvimento sistémico, sindrómico ou genético, mas este também não contribuiu.

Não foi possível estabelecer uma correlação entre os cálculos pulpares e quaisquer achados genéticos, sistémicos ou metabólicos. Por conseguinte, foi sugerido que estes casos invulgares podem ser de origem idiopática e são necessários mais estudos para avaliar o mecanismo exato e a etiologia da calcificação da polpa, o que poderá esclarecer o facto de a calcificação generalizada da polpa não ser meramente um fenómeno de mudança de idade atribuído a esta condição.

Hakan (2012)[90] realizou um estudo para determinar a prevalência de cálculos pulpares (PS) numa população turca de pacientes dentários em relação aos sexos e à localização dentária em relação ao sexo e a esta anomalia. Foi efectuado um estudo retrospetivo utilizando radiografias bitewing de 814 pacientes com idades compreendidas entre os 15 e os 65 anos. Todos os dados (idade, sexo e localização) foram obtidos dos prontuários. Esses pacientes foram analisados quanto à presença de cálculos pulpares. Foram registadas as caraterísticas descritivas dos sexos, dos maxilares e da localização dentária. Foi utilizado o teste do qui-quadrado. Os resultados obtidos dos pacientes, 462 (56,8%) eram do sexo feminino e 352 (43,2%) do sexo masculino. Sessenta (12%) apresentavam um ou mais dentes com cálculos pulpares. Foram identificados cálculos pulpares em 518 (63,6%) dos indivíduos e em 2391 (27,8%) dos dentes examinados. A ocorrência de cálculos pulpares foi significativamente mais comum no sexo feminino do que no masculino. Com o aumento da idade, a prevalência de cálculos pulpares aumentou. Os molares apresentaram estatisticamente mais cálculos pulpares do que os pré-molares. Os cálculos pulpares foram significativamente mais comuns na maxila do que na mandíbula. Concluiu-se que a prevalência de cálculos pulpares na população turca foi de 27,8%, mas são necessários mais estudos de maior escala para avaliar a sua prevalência na população em geral e compará-la com outros grupos étnicos.

CI Udoye (2013)[91] investigou a ocorrência de cálculos pulpares em pacientes restauradores adultos. Destacou também a relação entre cálculos pulpares e dentes posteriores intactos, periodontite crónica e dentes posteriores com abrasão, bem como o efeito da idade e do género na ocorrência de cálculos pulpares. Trezentos indivíduos, com idades compreendidas entre os 18 e os 60 anos, participaram no estudo transversal. Foram recrutados dentes puros, dentes com periodontite crónica e dentes com abrasão. Os cálculos pulpares foram observados mais frequentemente na faixa etária dos 41-50 anos, em molares e em dentes com periodontite crónica, mas menos frequentemente em dentes com abrasão. Para além disso, a forma coronal e livre do cálculo pulpar foram mais populares. Conclui-se que os investigadores devem ter especial cuidado na seleção de casos e durante a instrumentação coronal biomecânica.

P S Satheeshkumar (2013)[92] estudou os padrões e a prevalência de calcificações idiopáticas da polpa dentária num centro de cuidados terciários no sul da Índia. Um total de 227 pacientes foram incluídos no estudo, cumprindo os critérios de inclusão. A faixa etária da população estudada foi de 15 a 70 anos. Os dentes foram examinados numa radiografia panorâmica digital. A presença ou ausência de cálculos pulpares foi registada. A presença de cálculos pulpares foi categorizada de acordo com os tipos classificados como Tipo I, Tipo IA, Tipo II, Tipo IIA, Tipo II B e Tipo III. A frequência de ocorrência de cálculos pulpares em função do sexo, tipo de dente, arcada dentária e tipos foi comparada com os tipos de calcificação. O número total de pacientes com calcificação pulpar foi de 227 [mulheres 133 (58,59%) e homens 94 (41,40%)]. O tipo mais comum entre ambos os sexos foi o Tipo I (48%). O número total de dentes com calcificação foi de 697; maxila (48%) e mandíbula (52%). A prevalência de cálculos pulpares foi maior nos molares em ambas as arcadas. A maioria dos cálculos pulpares foi registada na terceira e quarta décadas de vida. Concluiu-se que as calcificações pulpares dentárias idiopáticas são achados radiográficos incidentais do tecido pulpar e também podem ser um indicador de doença subjacente.

Patil (2013)[39] verificou que a relação entre a presença de calcificação pulpar e a calcificação da artéria carótida nas radiografias panorâmicas dentárias em doentes com doença renal em fase terminal (ESRD) que estavam a fazer hemodiálise. Um total de 112 doentes com doença renal em fase terminal (ESRD) que estavam a fazer hemodiálise participaram neste estudo. As radiografias periapicais e panorâmicas de todos os doentes foram avaliadas quanto à presença ou ausência de estreitamento das polpas dentárias e de cálculos pulpares nas câmaras pulpares e nos canais pulpares. As radiografias panorâmicas também foram avaliadas para determinar a calcificação da carótida. Não foram detectadas calcificações carotídeas em nenhum dos pacientes. 84 (74,99%) pacientes apresentavam estreitamento da polpa dentária e 38 (33,92%) pacientes apresentavam cálculos pulpares. Não houve correlação estatística entre o estreitamento pulpar e a Calcificação da Artéria Carótida (CAC) no grupo de doentes em hemodiálise. Também não houve correlação estatística entre cálculos pulpares e CAC nos pacientes em hemodiálise. No entanto, o achado incidental de CAC numa radiografia panorâmica pode fornecer informações que salvam vidas aos pacientes com doenças vasculares, mas no presente estudo não foi encontrada uma relação significativa entre a presença de calcificação pulpar e CAC nos pacientes com ESRD que estavam em hemodiálise. Por conseguinte, a presença de calcificação pulpar não parece servir de marcador de diagnóstico para a aterosclerose carotídea.

Khojastepourl (2013)[93] estudou para determinar a associação da calcificação da polpa com a de doenças cardiovasculares utilizando radiografias dentárias panorâmicas digitais. Foram incluídas radiografias panorâmicas digitais dos pacientes encaminhados do departamento de angiografia se o paciente tivesse menos de 55 anos de idade e tivesse molares e caninos não restaurados ou minimamente restaurados. Um radiologista oral e maxilofacial avaliou as imagens para detetar calcificações pulpares nos dentes selecionados. Foram calculados a sensibilidade, a especificidade, o valor preditivo positivo e o valor preditivo negativo da radiografia panorâmica na previsão de DCV. Dos 122 pacientes que cumpriam os critérios, 68,2% dos pacientes com DCV apresentavam calcificações na câmara pulpar. A calcificação da polpa na radiografia panorâmica teve uma sensibilidade de 68,9% para prever a DCV. Por conseguinte, concluiu-se que os doentes com DCV apresentam uma maior incidência de calcificação pulpar em comparação com os doentes saudáveis. Os resultados sugerem que a calcificação pulpar na radiografia panorâmica pode ter possibilidades de ser utilizada no rastreio de DCV.

M Turkal (2013)[94] determinou a prevalência e a distribuição de cálculos pulpares no grupo de dentes posteriores utilizando uma radiografia panorâmica. Foram analisadas radiografias panorâmicas de 6912 pacientes atendidos no Hospital da Faculdade de Medicina Dentária da Universidade de Kirikkale, Kirikkale, Turquia, durante o período de julho de 2009 a agosto de 2011, para detetar a presença de cálculos pulpares. A incidência global de cálculos pulpares nos pacientes e as suas correlações entre pacientes do sexo feminino e masculino e entre as ocorrências do lado direito e do lado esquerdo foram analisadas pelo programa informático SPSS 15 com recurso ao teste X2. As diferenças foram consideradas significativas quando $P < 0{,}05$. Foram detectados cálculos pulpares em 879 dos 6912 pacientes (prevalência individual de 12,7%). Foram detectados cálculos pulpares em 2009 dentes de um total de 96240 dentes, o que corresponde a uma prevalência dentária de 2,1%. A sua ocorrência foi maior na maxila do que na mandíbula para cada tipo de dente. Verificou-se que os cálculos pulpares envolviam mais o lado direito (1224/2009) (61%) do que o lado esquerdo (785/2009)

(39%) e eram significativamente mais comuns no sexo feminino do que no masculino (P < 0,001), pelo que se concluiu que se deve prestar atenção à presença de cálculos pulpares e aos problemas de tratamento a eles associados.

Aleksova (2013)[95] investigou a possível associação entre calcificações dentárias e cálculos nos rins e/ou na bílis. O grupo de estudo incluiu 200 pacientes diagnosticados com pulptits chronica. Todos os pacientes foram submetidos a exames dentários e sistemáticos. O exame dentário incluiu radiografias, que detectaram a presença de calcificações nas polpas dentárias. Foi também efectuada análise histopatológica das polpas extirpadas. O exame clínico incluiu a ecografia que detectou cálculos. Os resultados da análise histopatológica das polpas extirpadas do grupo de doentes sem dentículos, mas com cálculos nos rins, na bílis e/ou noutros órgãos, revelaram uma presença regular de "areia" em grande quantidade nas polpas dentárias. A presença de "areia" foi descrita como presença de calcificações distróficas. Verificou-se uma diferença percentual entre os dois grupos: cálculos no organismo (rim e bílis) e dentículos - 70% e cálculos no organismo sem dentículos -30%. O teste t de Student mostrou uma diferença estatisticamente significativa para P = 0,0000. Este estudo define a associação entre os cálculos no organismo e a presença de calcificações dentárias, bem como a sua possível associação bacteriana.

Talla (2014)[96] estudou para determinar a ocorrência de cálculos pulpares num grupo da população de Andhra Pradesh. Este estudo também visa determinar a associação de cálculos pulpares em diferentes sexos, tipos de dentes, arcadas e lados dentários e com doenças sistémicas. Foram examinados um total de 4449 dentes de 2000 pacientes, incluindo pacientes com distúrbios de C.V.S.; foram examinados diabetes mellitus tipo II e gastrite. Os pacientes foram selecionados a partir do departamento de radiologia que vieram para uma radiografia de diagnóstico dos dentes posteriores. A presença ou ausência de cálculos pulpares foi registada. A análise estatística dos dados foi efectuada utilizando o pacote estatístico para as ciências sociais e foi considerada significativa quando $P \leq 0,05$. Foram encontrados cálculos pulpares em 799 (17,9%) dos 4449 dentes detetados. Um número significativamente maior de cálculos pulpares foi registado em pacientes com doenças sistémicas. A ocorrência de cálculos pulpares foi significativamente maior nos primeiros e segundos molares superiores. Não foram encontradas diferenças significativas entre os sexos e os lados. Concluiu-se que existe uma correlação positiva entre a doença sistémica e a ocorrência de cálculos pulpares.

Sandeep Kumar (2014)[97] estimou a prevalência de cálculos pulpares coronais nos dentes molares de pacientes ambulatórios dentários de Sunam, distrito de Sangrur, Punjab, Índia, para comunicar qualquer associação entre a ocorrência de cálculos pulpares e a idade, o sexo, a arcada dentária, o lado e o estado dentário e para descobrir a correlação entre os cálculos pulpares e as doenças dentárias e sistémicas. Participaram no estudo 500 pacientes de ambulatório dentário de rotina com idades compreendidas entre os 18 e os 67 anos. Foram tiradas radiografias dos molares dos lados esquerdo e direito de cada paciente com o instrumento XCP bitewing e uma película de tamanho 2. A presença ou ausência de cálculos pulpares foi registada. Foi utilizada a análise do qui-quadrado para registar a prevalência de cálculos pulpares e compará-la com factores demográficos e sistémicos. A prevalência global de cálculos pulpares foi de 41,8%. Os cálculos pulpares foram significativamente mais elevados na maxila (11,59%) do que na mandíbula (6,54%), no lado esquerdo do que no lado direito, e no primeiro molar do que nos restantes molares. Foi registado um maior número de cálculos pulpares em doentes com doenças cardiovasculares (38,89%) do que com colelitíase e litíase renal. & concluiu-se que os cálculos pulpares eram mais elevados na arcada maxilar do que na arcada mandibular e no sexo feminino do que no sexo masculino. Os pacientes cardiovasculares apresentaram maior número de cálculos pulpares do que os outros grupos.

CAPÍTULO 3

MATERIAIS E MÉTODO

A proposta de estudo foi aprovada pelo Comité de Ética Institucional. Um total de 100 pacientes, 64 do sexo masculino e 36 do sexo feminino, com idades compreendidas entre os 20 e os 70 anos, com perturbações sistémicas já diagnosticadas, tais como perturbações cardiovasculares, diabetes mellitus tipo 1 e tipo 2, cálculos renais e cálculos vesiculares, que visitavam o Departamento de Medicina Oral e Radiologia do Pacific Dental College and Hospital, Debari, Udaipur, foram avaliados. Tipo 2, cálculos renais/pedras da polpa que visitam o Departamento de Medicina Oral e Radiologia do Pacific Dental College and Hospital, Debari, Udaipur, foram incluídos no presente estudo com base no critério de seleção e, após consentimento para o estudo, foram efectuadas radiografias Bitewing dos indivíduos selecionados, utilizando medidas de proteção contra a radiação, após o seu consentimento, e foi feita a avaliação dos cálculos da polpa.

CRITÉRIOS DE INCLUSÃO:-

- Dentes totalmente erupcionados
- Dentes minimamente restaurados
- Dentes não cariados
- Ausência de doença periodontal radio-observável e esclerose pulpar
- Morfologia normal (por exemplo, sem qualquer fratura ou atrito)

CRITÉRIOS DE EXCLUSÃO

- Pacientes não cooperantes e relutantes
- Dentes grosseiramente cariados

- Dentes extremamente restaurados
- Dentes periodontalmente comprometidos
- Dentes traumatizados
- Dentes submetidos a tratamento ortodôntico.
- Pacientes grávidas.
- Terceiros molares com raízes subdesenvolvidas.
- Pacientes que não cooperaram ou que não quiseram participar.

Os materiais e o método utilizados no estudo foram descritos nas rubricas seguintes.

- 1. Materiais e armamento utilizados no estudo.
- 2. Avaliação de radiografias bitewing.
- 3. Avaliação dos dados.

1. <u>MATERIAIS</u>

Para o exame clínico (FOTOGRAFIA n.º 1)

a. Espelho de boca simples

b. Sonda reta de extremidade única

c. Exploradores

d. Pinças

e. Bandeja de rins

f. Luvas e máscaras bucais descartáveis

Para procedimentos radiográficos

a. Para obtenção de radiografias bitewing (**FOTOGRAFIA 2,3.**)

• Aparelho de raios X intra-oral Gomax DGT 10 com angulação vertical do cone do tubo de raios X de +5° a +10° com 70 kvp, 8Ma

• Tempo de exposição 0,99 segundos

• Película radiográfica periapical E-speed n.º 2 (Eastman Kodak company , Rochester , NY , EUA)

• Instrumento de bitewing XCP

b. Técnica radiográfica (placa a cores 5)

Técnica radiográfica de aspiração dentada

c. Para tratamento radiográfico (placa a cores.6)

• Processador automático de radiografias intra-orais (M.Legitway , Fengtai , BEIJING)

d. Avental de chumbo (placa a cores n.º 4)

MÉTODO DE RECOLHA DE DADOS

• Os doentes que preenchiam os critérios de inclusão definidos foram informados sobre o objetivo e a conceção do estudo. Foram examinados clinicamente em condições assépticas e obrigados a assinar o formulário de consentimento. A história do caso foi recolhida e os achados relevantes foram registados no formulário de exame clínico. Posteriormente, foram efectuadas radiografias bitewing dos dentes posteriores, utilizando o aparelho de raios X intra-oral Gomax DGT 10, a película radiográfica periapical E-speed n.º 2 (Eastman Kodak Company, Rochester, NY, EUA) e instrumentos bitewing XCP. A angulação vertical do cone do tubo de raios X foi mantida entre +5° e +10° com 70 kvp, 8 mA e exposição de 0,99 segundos. Todas as radiografias foram efectuadas seguindo as medidas de segurança contra a radiação necessárias. As radiografias expostas foram depois processadas utilizando um processador automático de radiografias intra-orais (M.Legitway, Fengtai, BEIJING). As radiografias processadas foram secas e sujeitas a avaliação radiológica em condições visuais padrão para determinar a presença ou ausência, número e variação na apresentação dos cálculos pulpares.

AVALIAÇÃO DE RADIOGRAFIAS BITEWING

- O número de dentes foi variado para cada paciente.

- Todas as radiografias foram avaliadas na sala de relatórios de raios X utilizando uma caixa de visualização de raios X com uma intensidade de luz óptima para determinar a presença de cálculos pulpares na câmara pulpar e nos canais radiculares.

ANÁLISE DE DADOS

ANÁLISE ESTATÍSTICA

- Os valores médios e DP da idade foram calculados para o grupo de controlo (doentes normais), o grupo 1 (doentes cardíacos), o grupo 2 (doentes diabéticos), o grupo 3 (doentes com cálculos renais/gástricos) e o total de doentes combinados, respetivamente, tal como definido abaixo

- **1) Média - A** média do grupo é a média aritmética simples das observações. É calculada dividindo o total de todas as observações pelo número de observações.

$$X = \frac{X1+X2+\text{--------} +Xn=}{N} \quad \frac{\Sigma x}{n}$$

Em que x= determinada variável e n= dimensão da amostra.

2) Desvio padrão (DP) - O desvio padrão é a raiz quadrada da média dos desvios quadrados das observações em relação à média aritmética.

$$SD = \sqrt{\frac{\Sigma(x-x^{-})2}{n}}$$

em que x⁻ = média da variável x.

3) Teste normal (Z) - Para testar a significância das diferenças entre duas amostras de dimensões n1 e n2, em que (n1+n2) ≥30 (teste de amostras grandes) com médias ml e m2 e desvios-padrão sdl e sd2, respetivamente, foi aplicado o teste normal, como indicado a seguir.

$$Z = \frac{m1 - m2}{\sqrt{\frac{1_{\Sigma}^{2}}{n_1} + \frac{2_{\Sigma}^{2}}{n_2}}}$$

Qualidade = doença					Total Combinado
Idade	Normal	Grupo1	Grupo2	Grupo3	
10-20	X11	X12	X13	X14	R1
20-30	X21	X22	X23	X24	R2
---	---	---	---	---	---
40-50	---	---	---	---	---
Total	C1	C2	C3	C4	Total geral (GT)

- A diferença foi significativa quando Z ≥ 1,96 no valor de p 0,05, altamente significativa quando Z ≥ 2,44 no valor de p 0,01 e mais altamente significativa quando Z ≥ 3,3 no valor de p 0,001.

4) Teste do Qui-Quadrado (X2) - Para testar a presença de associação entre as qualidades ou atributos ou factores que afectam a variável em estudo.

- Suponha que as observações são dadas numa tabela de contingência RXC (R=número de linhas e C=número de colunas) dada como se segue: onde X23 representa a observação na 2ª linha e 3ª coluna da tabela.

- Partindo do princípio de que as duas qualidades ou factores - grupo etário e doença - são independentes (hipótese nula), as frequências esperadas das células são calculadas a partir da fórmula.

- Por exemplo,

Esperado

$$X23 = \frac{C2 \times R3}{GT} = e23$$

E X2= Σ [(x -e) 2 /e] em graus de liberdade (d.f.) = (R-1) x (C-1)

- O resultado do teste é significativo a um valor de p de 0,05 quando o X2 calculado excede o valor de tabela de X2 dado para esse grau de liberdade e nível de p. Um X2 significativo indica que os dois factores (grupo etário e doença) não são independentes, mas dependentes e afectam-se mutuamente.

- A **significância da ocorrência** de uma determinada entidade foi expressa como valor de p (probabilidade):

Valores *de P*	**INTERPRETAÇÃO**
> 0.05	Não significativo (NS)
< 0.05	Significativo (S)

< 0.01	Muito significativo (VS)
< 0.001	Altamente significativo (HS)

FIGURA- 1- INSTRUMENTOS DE DIAGNÓSTICO DE ROTINA

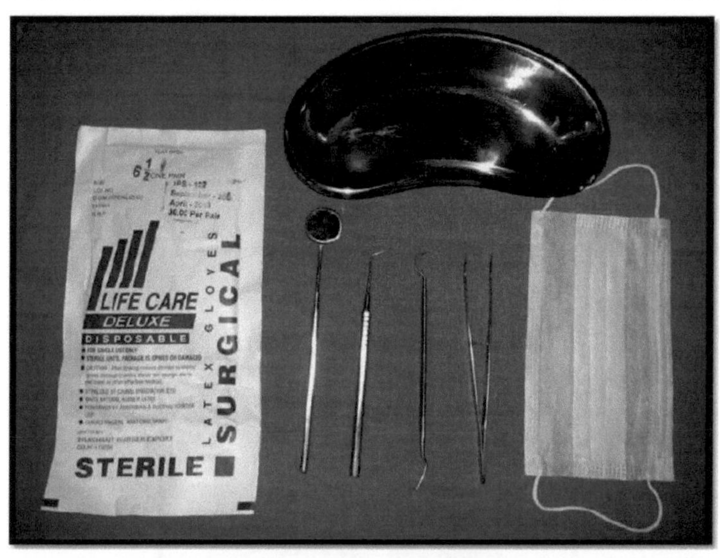

FIGURA- 2- XCP, FILME RADIOGRÁFICO KODAK N.º 2 DE VELOCIDADE E

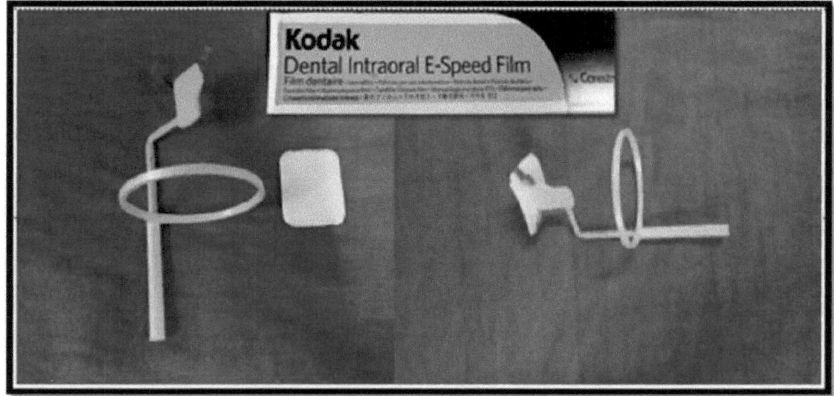

FIGURA- 3- APARELHO DE RAIOS-X INTRA-ORAIS GOMAX DGT 10

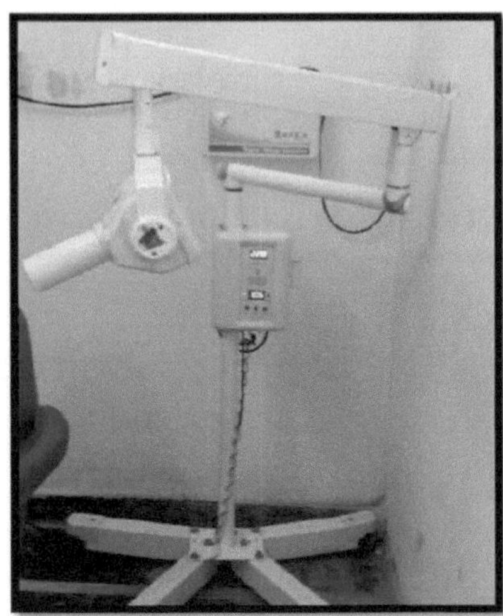

FIGURA- 4- AVENTAL DE CHUMBO

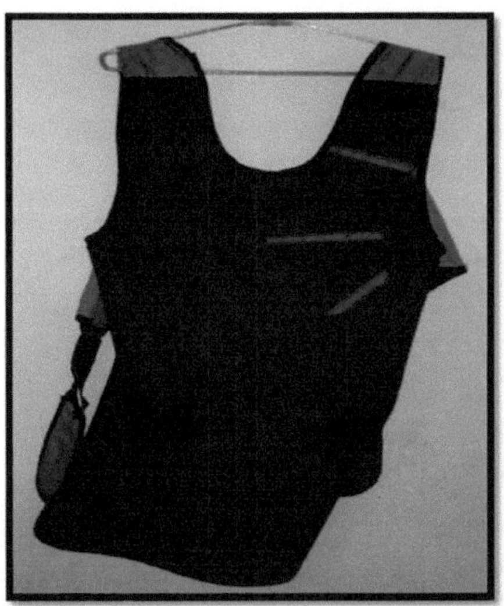

FIGURA 5- PACIENTE POSICIONADO PARA A RADIOGRAFIA DE BITEWING

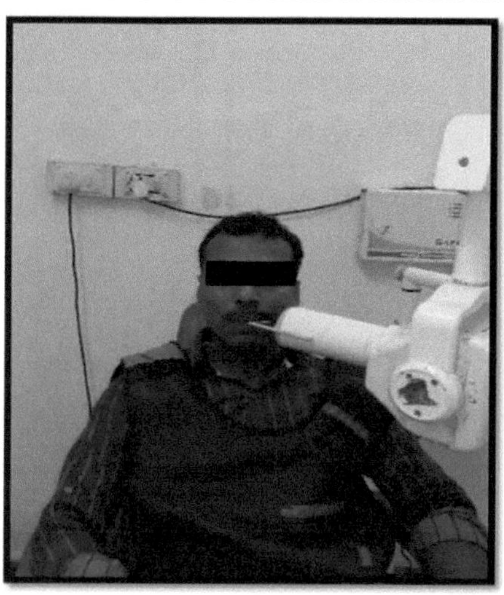

FIGURA 6- PROCESSADOR AUTOMÁTICO (M.LEGITWAY, FENGTAI, PEQUIM)

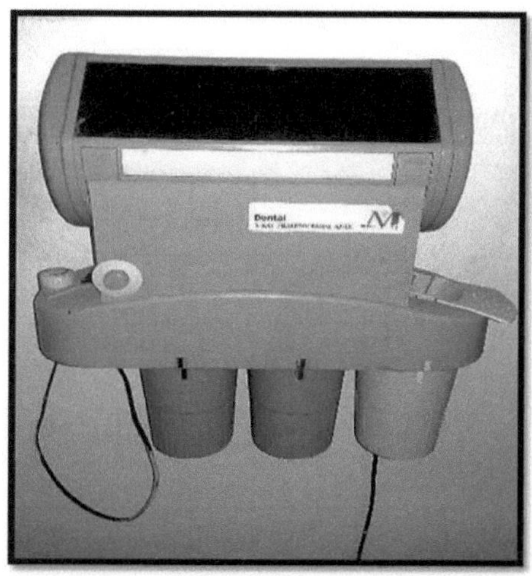

FIGURA 7- CAIXA DE VISUALIZAÇÃO E LUPA

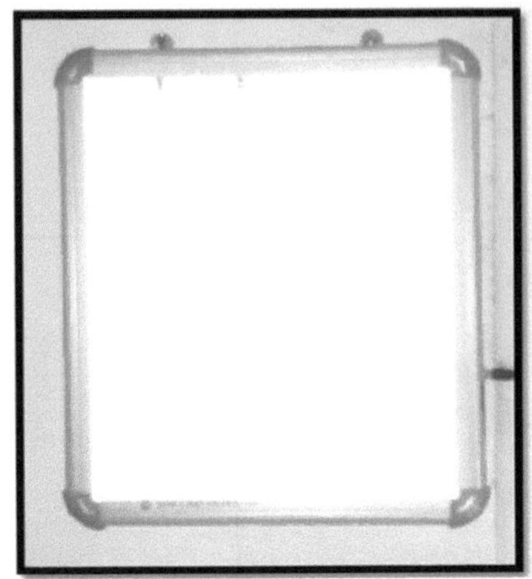

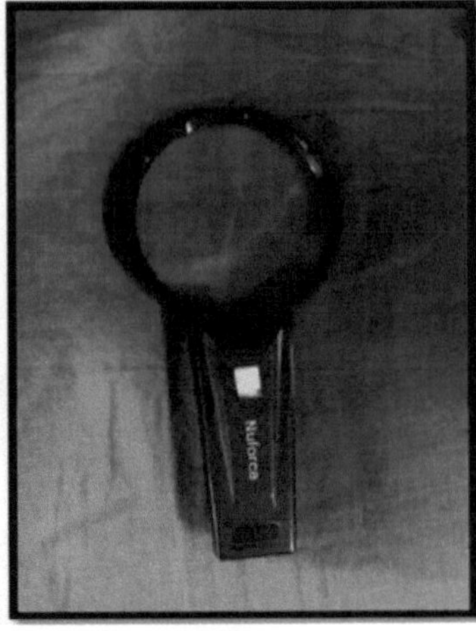

FIGURA 8- PEDRA PULPAR (SETA VERMELHA) EM RADIOGRAFIA BITEWING

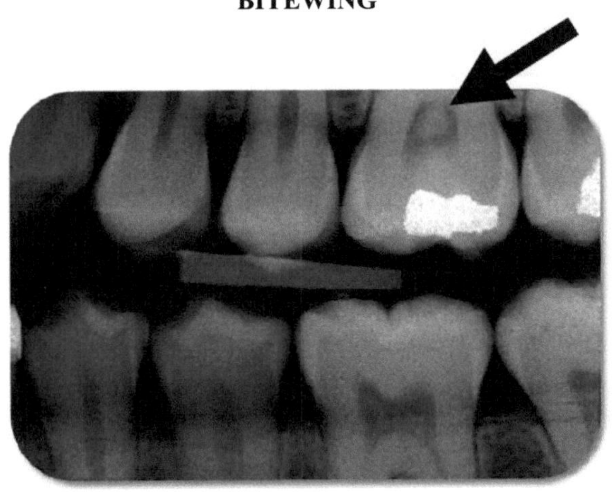

CAPÍTULO 4

RESULTADOS

A Tabela 1 representa a idade média em 4 grupos; Controlo, Cardíaco, Diabetes mellitus, Pedra renal/ Pedra biliar, número total de dentes examinados, dentes com pedra pulpar e taxa de incidência entre eles.

No Grupo 1, 25 indivíduos normais e saudáveis com um total de 210 dentes examinados e 29 dentes com cálculos pulpares foram avaliados, tendo-se registado uma taxa de incidência de 13,81%.

No Grupo 2, foram incluídos 25 pacientes com doenças cardiovasculares. Foi examinado um total de 244 dentes e avaliados 67 dentes com cálculos pulpares, tendo sido registada uma taxa de incidência de 27,46%.

No Grupo 3, foram incluídos 25 pacientes com Diabetes Mellitus Tipo 1 e Tipo 2. Foi examinado um total de 215 dentes e avaliados 55 dentes com cálculos pulpares, tendo sido registada uma taxa de incidência de 25,58%.

No Grupo 4, foram incluídos 25 pacientes com cálculos renais/ cálculos biliares. Foi examinado um total de 216 dentes e avaliados 57 dentes com cálculos pulpares, tendo sido registada uma taxa de incidência de 26,39%.

A significância das diferenças entre o número total de dentes examinados e os dentes com cálculos pulpares foi calculada pelo teste Z e é apresentada na parte inferior da tabela e o valor de $p < 0,01$ em cada grupo mostra sua significância. O sinal menos que (<) significa significativo a esse nível e o sufixo 12 em Z12 representa a diferença entre a taxa de incidência (IR%) do grupo de controlo (grupo 1) e do grupo cardíaco (grupo 2). Em Z13, indica a diferença entre a taxa de incidência (IR%) do grupo de controlo (grupo 1) e a Diabetes

Mellitus (grupo 3). Em Z14, mostra o teste entre a taxa de incidência (IR%) do grupo de controlo (grupo 1) e Pedra Renal/Pedra de Vidro (grupo 4).

A Tabela 2 mostra o número total de dentes examinados (TEx) em vários grupos - Controlo, Cardíaco, Diabético, Pedra renal/ Pedra biliar e o número de pré-molares e molares com pedra pulpar e a taxa de incidência (IR%) do número de pedras pulpares por cem dentes em cada grupo.

A significância das diferenças entre dentes pré-molares com cálculos pulpares e dentes molares com cálculos pulpares foi calculada pelo teste Z e é apresentada na parte inferior da tabela e o valor de $p < 0,01$ em cada grupo mostra a sua significância. O sinal menos que (<) significa significativo a esse nível e o sufixo 12 em Z12 representa a diferença entre a taxa de incidência (IR %) de pré-molares e molares no grupo de controlo (grupo 1) e no grupo cardíaco (grupo 2). Z13 representa a diferença entre a taxa de incidência (IR %) de pré-molares e molares no grupo de controlo (grupo 1) e no grupo da Diabetes Mellitus (grupo 3). Z14 representa a diferença entre a taxa de incidência (IR %) de pré-molares e molares no grupo de controlo (grupo 1) e no grupo de cálculos renais/ cálculos biliares (grupo 4).

A Tabela 3 mostra a distribuição por género do número de dentes examinados (TEx) de vários grupos - normal, doenças cardíacas, diabetes mellitus, cálculos renais/ cálculos biliares - e a taxa de incidência (IR%), que indica o número de cálculos pulpares por cem dentes nesses grupos. A IR mais elevada, 33,05%, entre os homens foi observada no Grupo-4 (cálculos renais/ cálculos biliares) e, entre as mulheres, 36,14% foi observada no Grupo-

2. Entre o total de doentes estudados, a IR mais elevada, 27,62%, foi observada no grupo de controlo, seguida de 27,45% no grupo-2 (perturbações cardíacas).

A significância das diferenças entre a presença de cálculos pulpares em homens e mulheres foi calculada pelo teste Z e é apresentada na parte inferior da tabela e o valor de $p < 0,01$ em cada grupo mostra a sua significância. O sinal menos que (<) significa significativo a esse nível e o sufixo 12 em Z12 representa a diferença entre a taxa de incidência (IR%) de cálculos pulpares em homens e mulheres do grupo de controlo (grupo 1) e do grupo cardíaco (grupo 2). Z13 representa a diferença entre a taxa de incidência (IR%) de cálculos pulpares em homens e mulheres do grupo de controlo (grupo 1) e Diabetes Mellitus (grupo 3). Z14 representa a diferença entre a taxa de incidência (IR %) de cálculos na polpa em homens e mulheres do grupo de controlo (grupo 1) e cálculos renais/pedras (grupo 4).

O gráfico 1 mostra o número total de 100 pacientes incluídos no estudo. Havia 4 grupos, ou seja, o Grupo 1 incluía 25 indivíduos saudáveis normais, o Grupo 2 incluía 25 doentes com doenças cardiovasculares, o Grupo 3 incluía 25 doentes com Diabetes Mellitus e o Grupo 4 incluía 25 doentes recentemente diagnosticados e previamente tratados com cálculos renais/ cálculos biliares.

O gráfico 2 mostra a média de idade de todos os grupos estudados. A idade média do grupo 1 (grupo de controlo) estudado foi de 37,8±10,008 A idade média do grupo 2 (grupo de doentes cardiovasculares) estudado foi de 54,2±8,908 A idade média do grupo 3 (grupo de doentes com diabetes mellitus) estudado foi de 49,8±10,998. A idade média do grupo4 (Grupo de doentes com cálculos renais/ cálculos biliares) estudado foi de 42,6±12,0929

O gráfico 3 mostra o número total de dentes estudados e o número de cálculos pulpares entre eles. Esse gráfico é composto por 2 colunas em cada grupo. 1st coluna mostra o número total de dentes examinados e 2nd coluna indica o número total de cálculos pulpares encontrados entre eles.

O Gráfico 4 representa a taxa de incidência de cálculos pulpares em cada grupo. A taxa de incidência de cálculos pulpares no grupo 1 (grupo controlo) avaliado foi de 13,81%. A taxa de incidência de cálculo pulpar no grupo 2 (grupo de pacientes com doenças cardiovasculares) avaliada foi de 27,64%. A taxa de incidência de cálculo pulpar no grupo 3 (grupo Diabetes Mellitus) avaliado foi de 22,79%. A taxa de incidência de cálculos pulpares no grupo 4 (grupo de doentes com cálculos renais/ cálculos biliares) avaliada foi de 26,39%.

O gráfico 5 mostra o número de cálculos pulpares presentes nos pré-molares. Esse gráfico inclui 3 colunas em cada grupo. 1 colunast indica o número total de dentes examinados, 2 colunasnd indica o número de pré-molares entre eles e 3 colunasrd mostra o número de cálculos pulpares nos pré-molares. No grupo 1 (Controlo), o número total de dentes examinados foi de 210, dos quais 99 eram pré-molares e 8 apresentavam cálculos pulpares. No grupo 2 (Grupo de pacientes cardiovasculares), o número total de dentes examinados foi de 210, entre eles 99 pré-molares e 8 cálculos pulpares. No grupo 3 (grupo de pacientes com diabetes mellitus), o número total de dentes examinados foi de 210, entre os quais 99 pré-molares e 8 cálculos pulpares. No grupo 4 (Grupo de doentes com cálculos renais/ cálculos biliares), o número total de dentes examinados foi de 210, entre os quais 99 pré-molares e 8 cálculos pulpares.

O gráfico 6 mostra o número de cálculos pulpares presentes nos pré-molares. Esse gráfico inclui 3 colunas em cada grupo. 1 colunast indica o número total de dentes examinados, 2 colunasnd indica o número de molares entre eles e 3 colunasrd mostra o número de cálculos pulpares nos molares. No grupo 1 (Controlo), o número total de dentes examinados foi de 210, dos quais 111 eram molares e 50 apresentavam cálculos pulpares. No grupo 2 (grupo de pacientes cardiovasculares), o número total de dentes examinados foi de 244, dentre os quais os molares foram 129 e os cálculos pulpares observados foram 51. No grupo 3 (grupo de pacientes com diabetes mellitus), o número total de dentes examinados foi de 215, dentre os quais 116 molares e 41 cálculos pulpares. No grupo 4 (Grupo de doentes com cálculos renais/

cálculos biliares), o número total de dentes examinados foi de 216, entre os quais os molares foram 125 e os cálculos pulpares avaliados foram 46.

O gráfico 7 mostra o número total de machos e fêmeas de cada grupo incluído no estudo. No grupo 1 (Controlo), o número total de indivíduos examinados foi de 25, dos quais 15 eram do sexo masculino e 10 do sexo feminino. No grupo 2 (Grupo de doentes cardiovasculares), o número total de indivíduos examinados foi de 25, dos quais 17 do sexo masculino e 8 do sexo feminino. No grupo 3 (Grupo de doentes com diabetes mellitus), o número total de indivíduos observados foi de 25, dos quais 19 do sexo masculino e 6 do sexo feminino. No grupo 4 (Grupo de doentes com cálculos renais/ cálculos biliares), o número total de indivíduos examinados foi de 25, dos quais 13 do sexo masculino e 12 do sexo feminino.

O gráfico 8 mostra a taxa de incidência de cálculos pulpares presentes nos dentes de homens e mulheres em cada grupo estudado. 2 colunas de cada grupo incluem a taxa de incidência de cálculos pulpares em homens e mulheres, ou seja, 1st & 2nd coluna. No grupo 1 (Controlo), a taxa de incidência de cálculos pulpares examinados foi de 27,42% nos homens e 27,90% nas mulheres. No grupo 2 (Grupo de doentes cardiovasculares), a taxa de incidência de cálculos na polpa foi de 27,42% nos homens e 27,90% nas mulheres. No grupo 3 (grupo de doentes com diabetes mellitus), a taxa de incidência de cálculos na polpa observada foi de 27,42% no sexo masculino e 27,90% no sexo feminino. No grupo 4 (grupo de doentes com cálculos renais/ cálculos biliares), a taxa de incidência de cálculos biliares estudada foi de 27,42% nos homens e 27,90% nas mulheres.

TABELA-1 DISTRIBUIÇÃO POR IDADE DOS DENTES EXAMINADOS DO GRUPO ESTUDADO, NÚMERO DE CÁLCULOS PULPARES E TAXA DE INCIDÊNCIA DE CÁLCULOS PULPARES

PRESENÇA DE PASTA DE PEDRA	GRUPO 1 (GRUPO DE CONTROLO)	GRUPO 2 (PERTURBAÇÕES CARDIOVASCULARES)	GRUPO 3 (DIABETES MELLITUS)	GRUPO 4 (PEDRA RENAL/PEDRA DE VIDRO)
IDADE (MÉDIA) anos	37.8±10.008	54.2±8.908	49.8±10.998	42.6±12.0929
NÚMERO TOTAL DE DENTES EXAMINADOS	210	244	215	216
DENTES COM PEDRA-POLPA	29	67	55	57
IR% Taxa de incidência	13.81	27.46	25.58	26.39
Z		Z12=3.55	Z13=3.04	Z14=3.23
P	<0.01	<0.01	<0.01	<0.01

TABELA-2 DISTRIBUIÇÃO POR DOENÇA DO N. DE DENTES EXAMINADOS E TAXA DE INCIDÊNCIA DE DENTES PRÉ-MOLARES E MOLARES COM CÁLCULOS PULPARES

PRESENÇA DE PASTA DE PEDRA	GRUPO-1 (GRUPO DE CONTROLO)	GRUPO-2 (DOENÇAS CARDIOVASCULARES)	GRUPO-3 (DIABETES MELLITUS)	GRUPO-4 (PEDRA RENAL/PEDRA DE VIDRO)
NÚMERO TOTAL DE PACIENTES	25	25	25	25

NÚMERO TOTAL DE DENTES EXAMINADOS	210	244	215	216
PREMOLARES	99	115	99	91
DENTES PRÉ-MOLARES COM PS	6	16	13	11
IR%	6.06%	13.91%	13.13%	11.11%
MOLARES	111	129	116	125
DENTES MOLARES COM CÁLCULOS PULPARES	23	51	42	46
IR%	20.72%	39.53%	36.21%	36.80%
Z	3.074	4.476	4.476	4.476
p	<0.01	<0.01	<0.01	<0.01

TABELA-3 DISTRIBUIÇÃO POR GÉNERO DOS DENTES EXAMINADOS, N. DE CÁLCULOS PULPARES E TAXA DE INCIDÊNCIA DE CÁLCULOS PULPARES.

PRESENÇA DE PASTA DE PEDRA	GRUPO 1 (GRUPO DE CONTROLO)	GRUPO 2 (PERTURBAÇÕES CARDIOVASCULARES)	GRUPO 3 (DIABETES MELLITUS)	GRUPO 4 (PEDRA RENAL/PEDRA DE VIDRO)
NÚMERO TOTAL DE PACIENTES	25	25	25	25
NÃO. DE HOMENS	15	17	19	13
NO. DE DENTES EXAMINADOS EM MACHOS	124	161	165	118

NÃO. DE DENTES COM PS EM HOMENS	34	37	35	39
IR%	27.42%	22.98%	21.21%	33.05%
NÃO. DE FEMININAS	10	08	06	12
NÃO. DE DENTES EXAMINADOS EM FÊMEAS	86	83	50	98
NÃO. DE DENTES COM PS EM MULHERES	24	30	14	18
IR%	27.90%	36.14%	28.00%	18.36%
Z		Z12=3.55	Z13=3.06	Z 14=3.23
p	< 0.01	<0.01	<0.01	< 0.01

GRÁFICO 1 N.º TOTAL DE 100 PACIENTES COM 4 GRUPOS ESTUDADOS

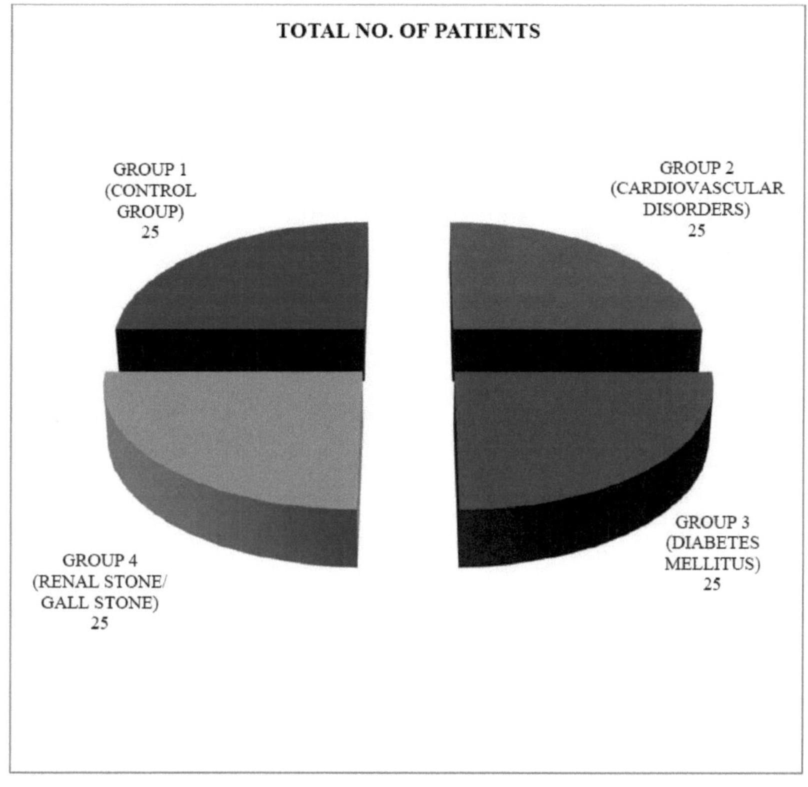

GRÁFICO 2 IDADE MÉDIA DOS PACIENTES DO GRUPO ESTUDADO

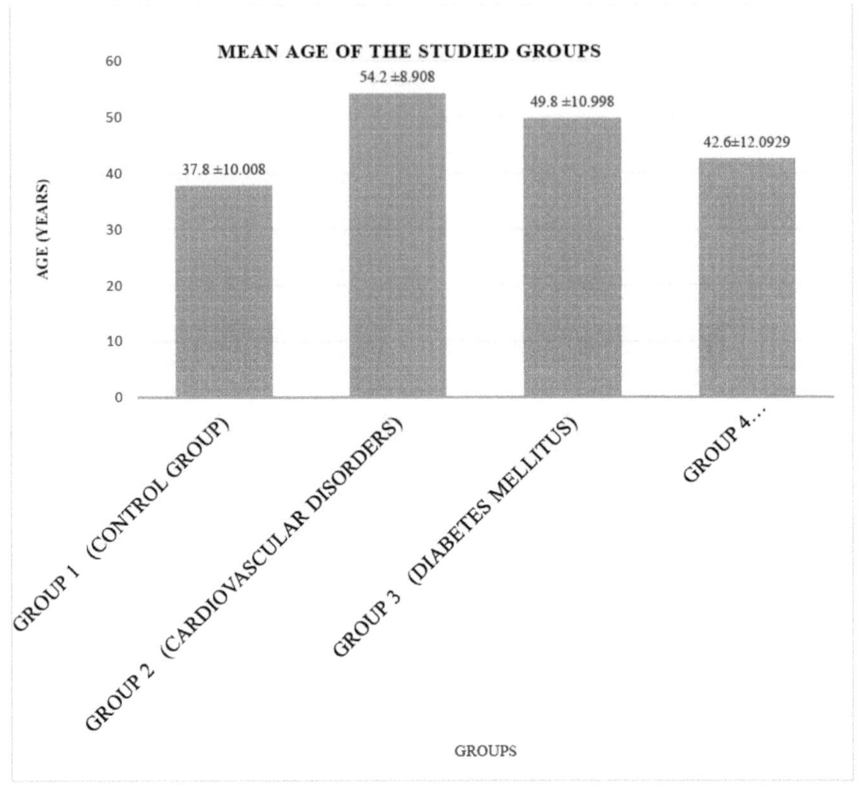

GRÁFICO 3 NO. DE CÁLCULOS PULPARES NO TOTAL DE DENTES ESTUDADOS

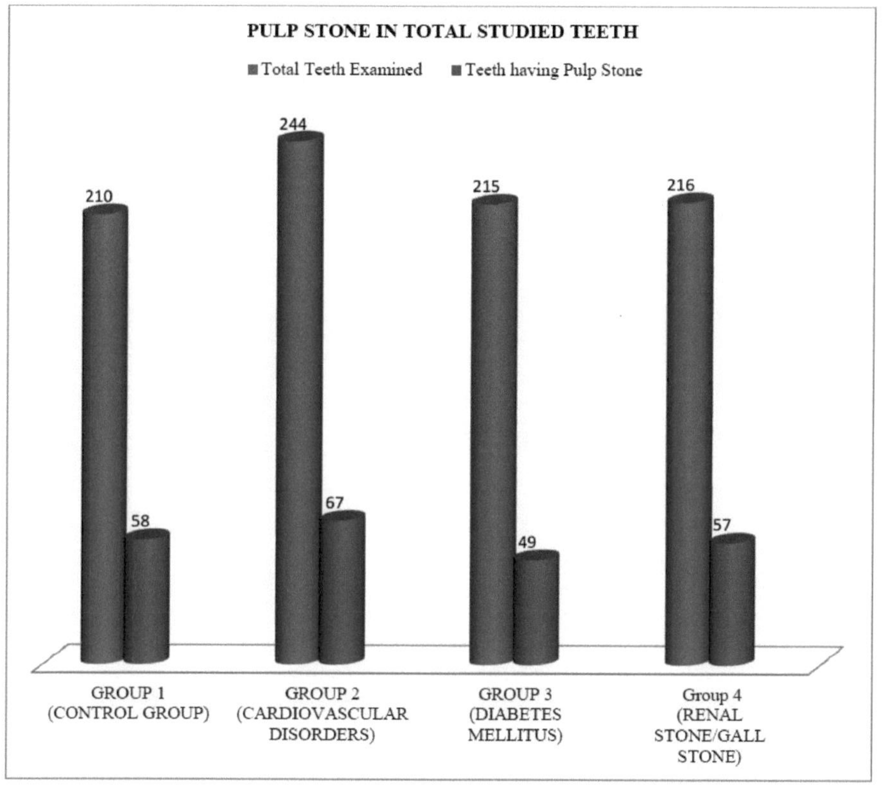

GRÁFICO 4 TAXA DE INCIDÊNCIA DE CÁLCULOS PULPARES EM CADA GRUPO EXAMINADO

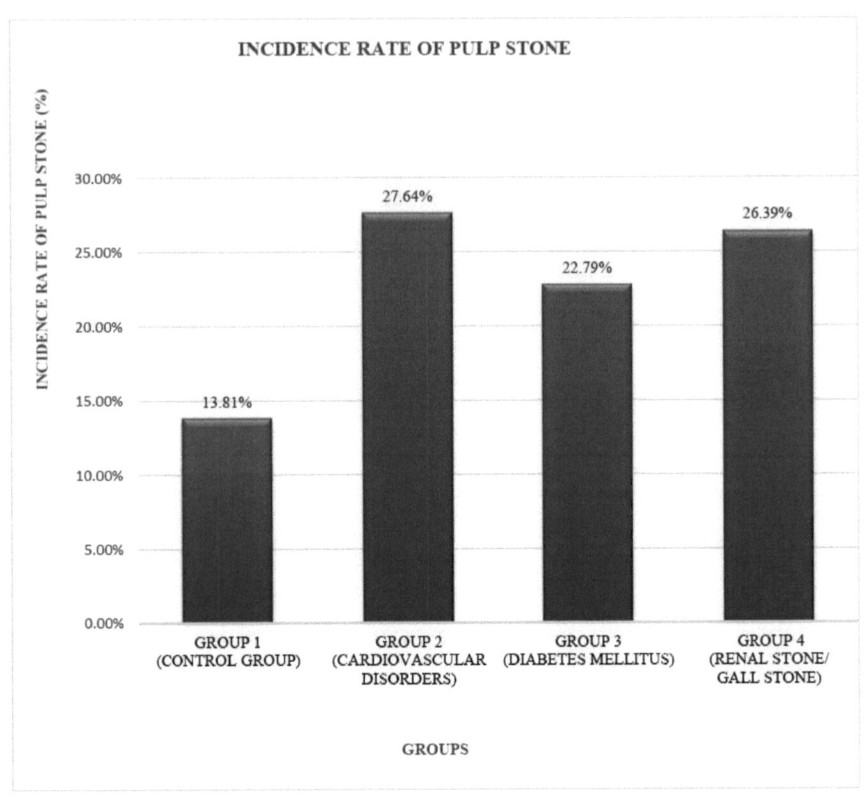

GRÁFICO 5 N.º TOTAL DE DENTES EXAMINADOS, PRÉ-MOLARES E CÁLCULOS PULPARES

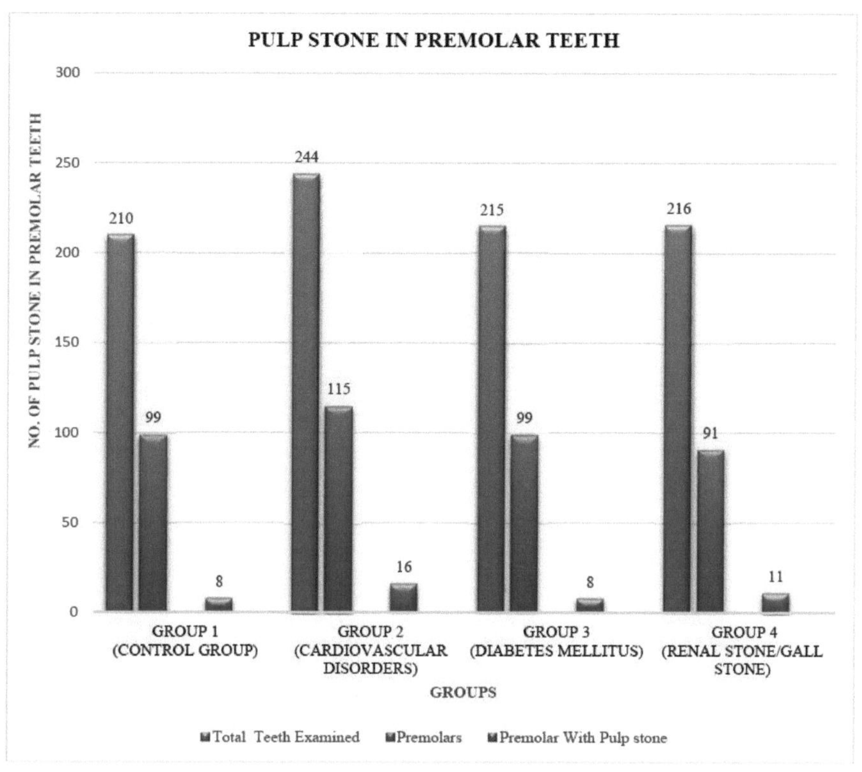

GRÁFICO 6 N.º TOTAL DE DENTES EXAMINADOS, MOLARES E CÁLCULOS PULPARES

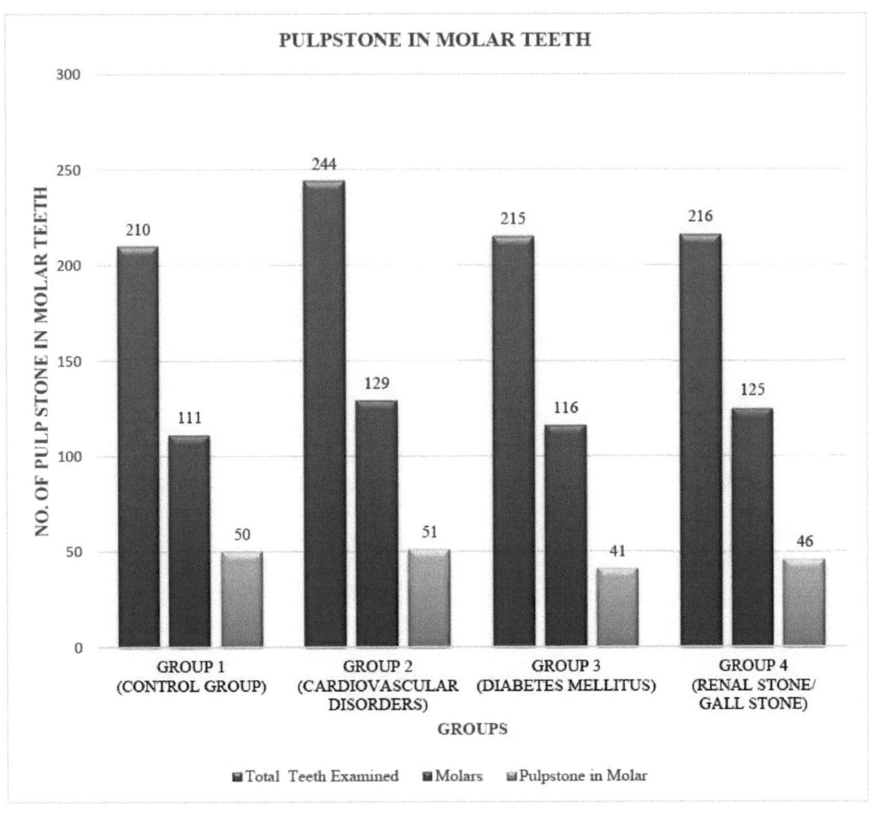

GRÁFICO 7 N.º DE HOMENS E MULHERES EM CADA GRUPO

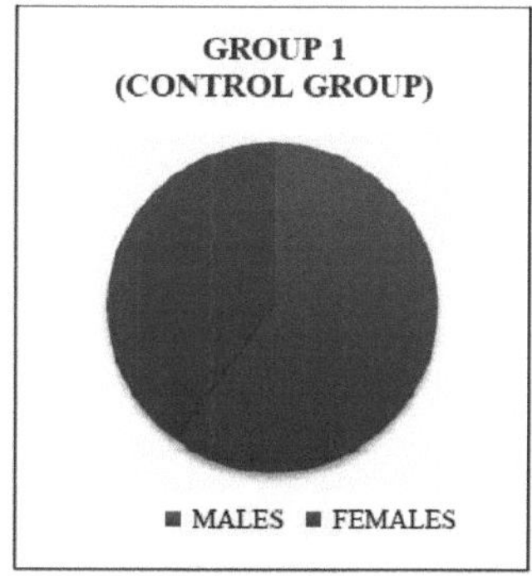

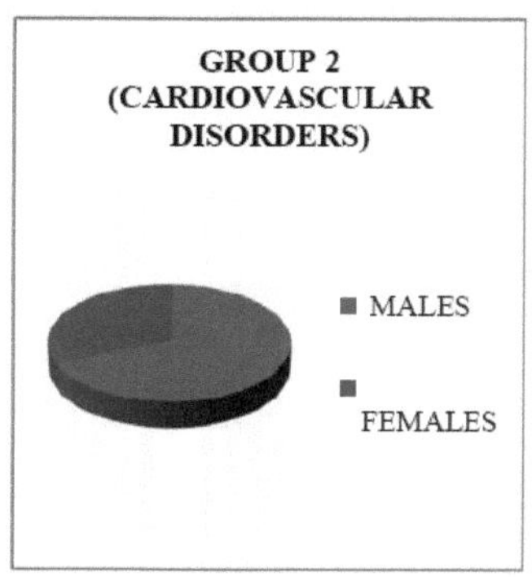

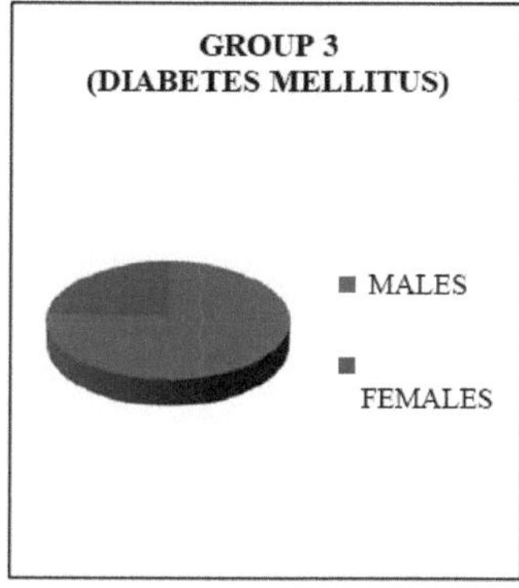

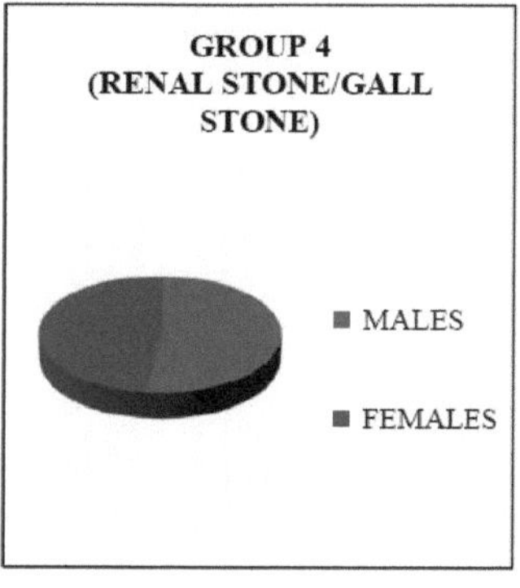

GRÁFICO 8 TAXA DE INCIDÊNCIA DE CÁLCULOS PULPARES EM DENTES EXAMINADOS DE HOMENS E MULHERES EM CADA GRUPO

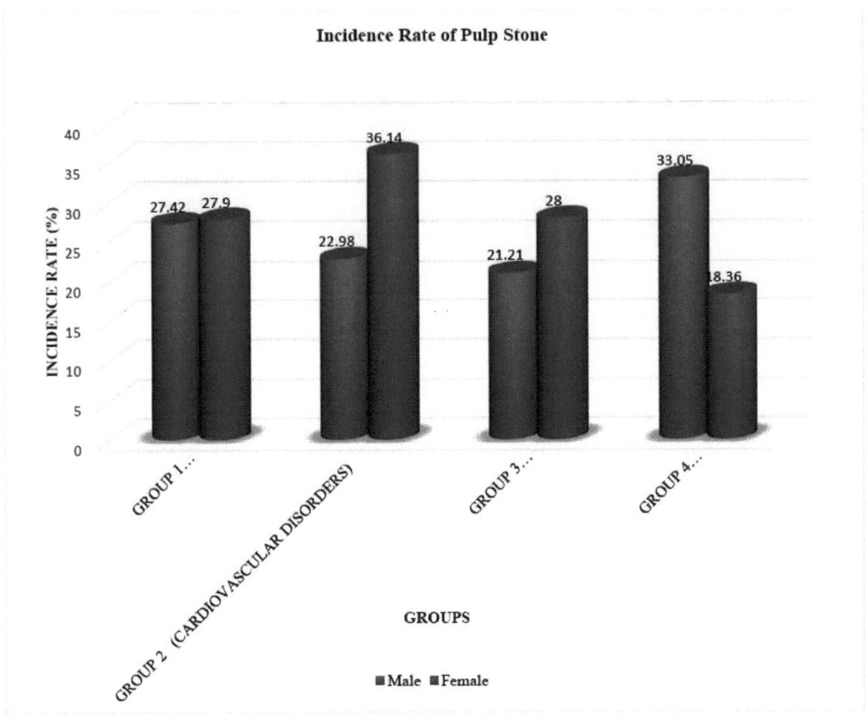

CAPÍTULO 5

DISCUSSÃO

"Os cálculos pulpares são calcificações discretas e estão entre as alterações que incluem calcificações pulpares mais difusas, como a calcificação distrófica. Os cálculos podem existir livremente no tecido pulpar ou estar ligados ou incorporados na dentina. Com a idade, os espaços pulpares dos dentes diminuem de tamanho através da deposição de dentina secundária e terciária. Na maioria das polpas, a calcificação distrófica é encontrada em um grau variável, e mesmo em dentes sem cáries ou restaurações ocorre calcificação dispersa, sem relação com a doença.3

A correlação com os cálculos pulpares tem sido a de personalidades pletóricas em oposição a personalidades anémicas, desequilíbrio ou disfunção metabólica, tratamento ortodôntico e oclusão traumática. Cálculos pulpares generalizados são encontrados na dentição de indivíduos com várias condições. Estas incluem a calcinose tumoral, a displasia dentinária tipo II, a síndrome de Elfin facies, a osteólise expansiva familiar, a síndrome de Elhers-Danlos tipo I, a osteogénese imperfeita tipo I e a síndrome otodentária.3 Em Medicina Dentária forense, a comparação radiográfica das configurações dos cálculos pulpares, juntamente com outras caraterísticas registadas nos registos dentários, pode fornecer informações valiosas para a identificação de uma pessoa falecida.38 De acordo com o estudo histoquímico dos cálculos pulpares realizado por Aoba T et al.31 , verificou-se que estes cálculos são constituídos por cristais de apatite carbonatada, que são semelhantes a outras calcificações sistémicas como os cálculos renais, os cálculos da vesícula biliar e as calcificações da artéria carótida. Por conseguinte, postularam que os cálculos pulpares podem fazer parte da hipercalcificação patológica causada por várias condições sistémicas, como o hiperparatiroidismo. A literatura disponível é escassa, comparando a ocorrência de cálculos pulpares com condições sistémicas19 e nenhum estudo definitivo compara a incidência de cálculos pulpares com cálculos renais, eliminando outros factores causais.

Este estudo centrou-se especificamente na investigação da correlação clínico-radiográfica entre a presença de cálculos na polpa e perturbações sistémicas, tais como perturbações cardiovasculares, diabetes mellitus tipo 1 e tipo 2 e cálculos renais/gástricos em geral, em diferentes grupos etários e entre grupos etários.

Esse estudo identificou e contabilizou outras condições/doenças que podem influenciar a formação de cálculos pulpares nos dentes ou ter um efeito positivo sobre essas desordens. Nesta investigação, especificamente, os dentes cariados ou fortemente restaurados não foram incluídos na análise devido aos seus potenciais efeitos inflamatórios locais na polpa dentária que poderiam influenciar a formação de cálculos pulpares 42,81 Para cumprir os critérios de inclusão, os pacientes tinham de ter dentes completamente erupcionados, dentes minimamente restaurados (restaurações em esmalte ou apenas com 1/3 da espessura da dentina) para que as causas locais de inflamação na polpa pudessem ser evitadas, dentes não cariados, dentes com ausência de doença periodontal radio-observável e esclerose pulpar e com morfologia normal (e.g. sem qualquer fratura ou atrito).

Por fim, identificou-se a idade, o grupo etário dos pacientes, o género, a presença de cálculos pulpares em molares e pré-molares, nas arcadas maxilar e mandibular e a sua associação com doenças sistémicas, se tinham alguma influência na formação de cálculos pulpares em dentes não cariados, não restaurados ou minimamente restaurados.

Neste estudo, foi estudada a distribuição etária dos dentes examinados em 4 grupos, tais como o grupo de controlo (Grupo 1), o grupo de doentes com doenças cardiovasculares (Grupo 2), o grupo de doentes com diabetes mellitus (Grupo 3) e o grupo de doentes com cálculos renais (Grupo 4). Entre estes grupos, foi analisado o número de dentes com cálculos pulpares e a respetiva taxa de incidência. (TABELA 1, GRÁFICO 1, 2, 3, 4)

No 1º grupo, foram incluídos 25 indivíduos normais sem quaisquer doenças sistémicas. Um total de 210 dentes desses pacientes foi examinado e 29 cálculos pulpares foram observados, a prevalência de cálculos pulpares encontrada foi de 13,81%. A idade média desse grupo foi de 37,8±10,008 anos.

No segundo grupo, foram incluídos 25 indivíduos com distúrbios cardiovasculares. No total, foram examinados 244 dentes destes doentes e foram observados 67 dentes com cálculos pulpares, sendo a prevalência da presença de cálculos pulpares de 27,46%. A idade média deste grupo foi de 54,2±8,908 anos.

No terceiro grupo, foram incluídos 25 indivíduos com diabetes mellitus tipo 1 e tipo 2. Um total de 215 dentes desses pacientes foi examinado e 55 dentes com cálculos pulpares foram avaliados, a prevalência da presença de cálculos pulpares foi de 25,58%. A idade média deste grupo foi de 49,8±10,998 anos.

No quarto grupo, foram incluídos 25 indivíduos com cálculos renais/ cálculos biliares. No total, foram examinados 216 dentes destes doentes e avaliados 57 dentes com cálculos pulpares, tendo a prevalência da presença de cálculos pulpares sido de 26,39%. A idade média deste grupo foi de 42,6±12,0929 anos. (TABELA 1, GRÁFICO 1, 2, 3, 4)

Entre o grupo de doenças sistémicas, a taxa de incidência mais elevada (IR%) da presença de cálculos pulpares por 100 dentes encontrada foi de 27,46% entre os doentes com doenças cardiovasculares (Grupo 2), seguida da taxa de incidência em doentes com cálculos renais/ cálculos biliares observada foi de 26,39% e em doentes com Diabetes Mellitus tipo 1 e tipo 2 já diagnosticada, foi analisada a taxa de incidência de 25,88%.

Para testar a significância da associação entre os grupos etários e a taxa de incidência (IR%)

de cálculos pulpares entre estes grupos, foi aplicado o teste do qui-quadrado, que foi altamente significativo (X2 a 12 d.f= 65,85047, P < 0,001), indicando o facto de haver uma associação significativa entre a presença de cálculos pulpares e a existência destas doenças, ou seja, doenças cardíacas, diabetes mellitus e cálculos renais/ cálculos biliares.

Este resultado está de acordo com um estudo efectuado por Nayak et al.18 que estudou a prevalência de cálculos pulpares de 15,85%, evidente em doentes cardiovasculares entre todos os grupos examinados e o resultado é também comparável ao estudo piloto da correlação de cálculos pulpares com doenças cardiovasculares efectuado por Edds19. Eles encontraram uma relação significativa (75%) entre cálculos pulpares e presença de arteriosclerose em 18 pacientes e outras doenças cardiovasculares. Foi relatada alta incidência (38,8%) de calcificação na polpa dentária de pacientes com aterosclerose coronariana ao exame radiográfico. Pedras na polpa dentária foram relatadas em 74% dos pacientes com estenose da artéria coronária e apenas 39% dos pacientes com estenose da artéria coronária. Também encontraram calcificação e estreitamento do lúmen dentro de vasos da polpa dentária extirpados, tanto em arteríolas pré-capilares médias como pequenas de pacientes cardiovasculares e especulou-se que a calcificação da polpa dentária pode ter uma patogénese semelhante aos ateromas vasculares calcificados. Maura e Paiva17 também estudaram a alta incidência de calcificação na polpa dentária de pacientes com aterosclerose coronariana ao exame radiográfico. Bernick59 encontrou calcificação e estreitamento do lúmen em vasos extirpados da polpa dentária, tanto em arteríolas pré-capilares médias como pequenas de pacientes cardiovasculares. Nayak et al.18 também avaliaram a presença de cálculos pulpares em pacientes diabéticos do tipo II e foi detectado que a presença de cálculos pulpares é maior do que a prevalência geral de cálculos pulpares e concluiu-se que a diabetes mellitus do tipo I não causa quaisquer alterações no tamanho da polpa dentária nas radiografias periapicais.

Tanto quanto é do nosso conhecimento, o estudo realizado por Nayak et al.18 foi o primeiro estudo que incluiu ambos os grupos de doentes, tais como doenças cardiovasculares e Diabetes Mellitus, o que também se verifica no presente estudo. As conclusões do presente estudo e do estudo efectuado por Nayak et al.18 também são comparáveis. Estudaram a prevalência do maior número de cálculos pulpares, 15,85%, em doentes com distúrbios cardiovasculares, seguida da taxa de incidência da presença de cálculos pulpares, 7,69%, em doentes com Diabetes Mellitus, que foi superior à do grupo de controlo (Grupo 1).

Isto também é comparável ao estudo efectuado por Russell21. Este investigou histologicamente a polpa humana em dentes extraídos não cariados de sete pacientes que sofriam de diabetes durante um longo período de tempo e de um grupo de controlo de 13 não diabéticos. Concluiu que a calcificação em angiopatias e a membrana basal espessada foram observadas em vasos sanguíneos grandes e pequenos e as alterações vasculares pareciam mais pronunciadas na área central da polpa. As calcificações nos diabéticos eram frequentes e muitas vezes em forma de foice. Noutro estudo histopatológico, conduzido por Bissada e Sharawy21 em 21 polpas dentárias humanas de diabéticos e 20 controlos, não foram encontrados grupos de alterações vasculares na polpa dentária de ambos. No entanto, foram encontrados corpos calcificados amorfos na polpa dos diabéticos. A polpa dentária de pacientes que sofrem de diabetes mellitus tende a envelhecer mais rapidamente devido à endarterite obliterativa e ao facto de ter uma circulação sanguínea colateral limitada ou inexistente em dentes completamente desenvolvidos.

Neste estudo, foi analisada a prevalência da presença de cálculos pulpares em 26,39% dos doentes com cálculos renais/ cálculos biliares, em comparação com 13,81% em indivíduos saudáveis normais, o que é comparável ao estudo efectuado por Malhotra S.86 , que estudou a percentagem de dentes com cálculos pulpares em doentes com cálculos renais, que era de

25,4%, em comparação com 18,1% em doentes saudáveis normais. Os resultados da comparação mostraram uma percentagem significativamente mais elevada de dentes com cálculos pulpares no grupo de doentes com cálculos renais, em comparação com o grupo de controlo.

Estes resultados do presente estudo e do estudo efectuado por Malhotra S.86 também estão em concordância com o estudo efectuado por Sandeep Kumar Bains et al. 79 que avaliou a presença de cálculos pulpares em 2 doentes (16,67%) de 12 doentes com cálculos renais e em 1 doente (10%) de 10 doentes com colelitíase. Sayegh e Reed42 também concluíram que variações sistémicas como a arteriosclerose e a litíase renal podem ser consideradas como factores predisponentes à calcificação pulpar, o que foi posteriormente confirmado por Moura e Paiva17 no seu estudo radiográfico. O estudo realizado por Ciftcioglu N.98 et al. verificou que a percentagem de dentes com cálculos pulpares era de 28% em pacientes com cálculos renais e um estudo realizado por Sayegh e Reed42 observou que a hipercalcemia, a gota e a litíase renal eram factores predisponentes para a calcificação pulpar.98

Estes estudos estão em desacordo com os estudos realizados por Stafne & Szabo.71 Estes sugeriram que os cálculos pulpares não são diretamente responsáveis pela produção de cálculos renais e biliares. No entanto, Ciftcioglu N98 et al. propuseram que as nanobactérias podem induzir a calcificação da polpa e a formação de cálculos renais e biliares 98.

No presente estudo, a segunda parte da análise estatística inclui a avaliação da distribuição do número de dentes examinados por doença e a taxa de incidência de dentes pré-molares e molares com cálculos pulpares. (TABELA 2, GRÁFICO 3, 4, 5, 6)

No 1º grupo foram incluídos 25 indivíduos normais e saudáveis, sem quaisquer perturbações sistémicas. O número total de dentes examinados foi de 210. Entre esses dentes, 99 pré-molares com 6 cálculos pulpares foram evidenciados e em 111 molares, 23 cálculos pulpares foram vistos. A taxa de incidência entre os pré-molares e molares observados foi de 6,06% e 20,72%, respetivamente.

No segundo grupo foram incluídos 25 pacientes com doenças cardiovasculares. O número total de dentes examinados foi de 244. Entre esses dentes, 115 pré-molares, 16 dentes com cálculos pulpares e em 129 molares, 51 dentes com cálculos pulpares foram avaliados. A taxa de incidência entre pré-molares e molares neste grupo foi de 13,91% e 39,53%, respetivamente.

No 3º grupo foram incluídos 25 pacientes com Diabetes Mellitus tipo 1 e tipo 2. O número total de dentes examinados foi de 215, dos quais 99 pré-molares com 13 cálculos pulpares e uma taxa de incidência de 13,13%. Em 116 molares foram avaliados 42 cálculos pulpares, com uma taxa de incidência de 36,21%.

No 4º grupo foram incluídos 25 doentes com cálculos renais/ cálculos biliares. O número total de dentes examinados foi de 216. Entre estes dentes, registaram-se 91 pré-molares com 11 cálculos pulpares e uma taxa de incidência de 11,11% e, em 125 molares, foram avaliados 46 cálculos pulpares e a taxa de incidência foi de 36,80%.

A análise revela a maior taxa de incidência 39,53% em dentes molares e 13,91% em dentes pré-molares, que foi observada no Grupo -2.

Para testar a significância da associação entre os grupos e o tipo de dente (pré-molar ou molar) no IR% dos cálculos pulpares, foi aplicado o teste Qui-Quadrado. Foi significativo (X2at $p < 0,01$) indicando o facto de que o tipo de dentes (pré-molares e molares) e os grupos de pacientes estavam associados à presença de cálculos pulpares nos dentes e também se verificou que a diferença entre a prevalência de cálculos pulpares em pré-molares e molares era estatisticamente significativa (TABELA 2, GRÁFICO 3,4,5,6).

Nayak et al.18 estudaram a frequência de ocorrência de cálculos pulpares em diferentes tipos de dentes. O resultado obtido foi a presença de cálculos pulpares em 72 de 1080 pré-molares e em 276 de 1476 molares estudados. A taxa de incidência observada foi de 6,6% e 18,69% em pré-molares e molares, respetivamente, e a diferença foi estatisticamente significativa entre pré-molares e molares ($p < 0,05$). Concluiu-se que a frequência de cálculos pulpares foi maior nos molares do que nos pré-molares.

Um estudo conduzido por Ranjitkar et al.38 encontrou cálculos pulpares em 333 dentes de um total de 3296 dentes e observou uma taxa de incidência de 10,1%. Dentre esses dentes, foram observados 1632 pré-molares com 6 cálculos pulpares e taxa de incidência de 0,4% e 1664 molares com 327 cálculos pulpares e taxa de incidência de 19,7%. Verificou-se que a diferença entre a prevalência de cálculos pulpares em pré-molares e molares foi estatisticamente muito significativa ($p<0,001$). Concluiu-se que a razão para o aumento da taxa de cálculos pulpares nos molares não é clara, mas aludiu-se que os molares, por serem os maiores da arcada, podem ter um melhor suprimento sanguíneo para os tecidos pulpares, o que pode não ser propício para a precipitação de mais fatores formadores de calcificações.

Num estudo realizado por Hammasha e Darwazeh et al.51 em 1998, foi referido que os primeiros e segundos molares apresentavam a maior frequência de cálculos pulpares, o que foi interpretado como consequência do maior volume pulpar e do melhor fornecimento de sangue nesses dentes, em comparação com o resto da dentição permanente.

O estudo efectuado por Malhotra S.et al.86 comparou indivíduos normais e saudáveis com doentes com cálculos renais para avaliar a prevalência de cálculos pulpares em diferentes tipos de dentes (pré-molares ou molares) e verificou-se que, nos doentes com cálculos renais, os cálculos pulpares estavam presentes em 43,5% no primeiro molar, 20% no segundo molar, 16,3% no primeiro pré-molar e 12,2% no segundo pré-molar. No grupo de controlo, a distribuição dos dentes com cálculos pulpares em relação aos vários dentes foi de 50,9% no primeiro molar, 22,8% no segundo molar, 15,3% no primeiro pré-molar e 11% no segundo pré-molar. O teste X2 para comparar a diferença de cálculos pulpares entre os dentes individuais mostrou que a prevalência de cálculos pulpares nos molares foi significativamente maior do que nos pré-molares ($p < 0{,}01$).

No estudo piloto efectuado por Raj AC. et al. 85 também concluíram que a taxa de incidência da presença de cálculos pulpares era mais elevada (78%) nos molares do que nos pré-molares.

Colak H.90 et al. no seu estudo descobriram que de 6124 pré-molares, 229 dentes com cálculos pulpares foram observados e a taxa de incidência foi de 3,74%. Dos 6804 molares, foram observados 2162 dentes com cálculos pulpares. A taxa de incidência obtida foi de 31,78%. As diferenças na presença de cálculos pulpares foram estatisticamente significativas ($p < 0{,}001$).

Num estudo realizado por Sevgi S.78, verificou-se que a prevalência de calcificações na câmara pulpar foi maior nos primeiros molares (55%). Concluiu-se que o facto de haver um maior aporte sanguíneo aos tecidos pulpares resulta na precipitação de cálcio na câmara pulpar. Além disso, os primeiros molares são os primeiros dentes definitivos que aparecem na dentição secundária e, por isso, sofrem mais stress. Este pode ser um fator importante. O stress é cumulativo e os primeiros molares são os dentes mais velhos da dentição secundária.

Sisman Y.et al.87 relataram que a prevalência de cálculos pulpares em molares e pré-molares era de 92,67% e 9,25% nos dentes da população turca. Concluíram que a presença de cálculos pulpares é mais comum nos primeiros molares do que nos segundos molares, pré-molares e incisivos, tanto na arcada maxilar como na mandibular. Também a prevalência de cálculos pulpares no primeiro pré-molar é maior do que no segundo pré-molar em ambas as arcadas. Estes resultados estão de acordo com outros estudos.71,80,87

Resultados semelhantes foram obtidos num estudo efectuado por Al-Nazahan S. e Al-Shammrani S.99 et al., Tamse A.et al16 e Baghdady VS2 et al. que relataram uma maior prevalência de cálculos pulpares nos primeiros molares do que nos segundos molares e pré-molares.

Os resultados do presente estudo são concordantes com os resultados do estudo efectuado por Baghdady VS et al. 2, Tamse A.16 et al., Nayak et al.18 Ranjitkar38 et al., Hammasha e Darwazeh et al. 51, Malhotra S. et al86 , Raj AC et al85 Colak H. et al90, Sevgi S et al.78et al. e Sisman Y87, Al-Nazahan Sand Al-Shammrani S. et al99. A diferença na prevalência de cálculos pulpares entre pré-molares e molares foi estatisticamente significativa.

Uma explicação provável para a ocorrência de cálculos molares nos primeiros molares é a sua erupção precoce e o facto de conterem uma grande quantidade de tecido pulpar e um melhor fornecimento de sangue em comparação com os outros dentes. A erupção precoce dos primeiros molares expõe-nos durante um longo período de tempo a mais alterações degenerativas, confirmando assim que a calcificação da polpa aumenta com a idade.

Neste estudo, foi também analisada a distribuição por género dos dentes examinados, o número de cálculos pulpares e a taxa de incidência de cálculos pulpares. (TABELA 3, GRÁFICOS 1, 3, 7, 8)

No primeiro grupo, foram incluídos 25 indivíduos normais e saudáveis, sem quaisquer perturbações sistémicas. Deste grupo faziam parte 15 indivíduos do sexo masculino e 10 do sexo feminino. Nos indivíduos do sexo masculino foram examinados 124 dentes e avaliados 34 cálculos pulpares e nos indivíduos do sexo feminino foram avaliados 86 dentes e 24 cálculos pulpares. A taxa de incidência da presença de cálculos pulpares entre os homens e as mulheres foi avaliada em 27,42% e 27,90%, respetivamente.

No segundo grupo, foram incluídos 25 doentes com doenças cardiovasculares. Deste grupo faziam parte 17 indivíduos do sexo masculino e 8 do sexo feminino. Nos indivíduos do sexo masculino foram examinados 161 dentes e 37 cálculos pulpares e nos indivíduos do sexo feminino foram examinados 83 dentes e avaliados 30 cálculos pulpares. A taxa de incidência da presença de cálculos pulpares entre os homens e as mulheres foi avaliada em 22,98% e 36,14%, respetivamente.

No terceiro grupo, foram incluídos 25 doentes com Diabetes Mellitus tipo 1 e tipo 2. Deste grupo faziam parte 19 indivíduos do sexo masculino e 6 do sexo feminino. Nos indivíduos do sexo masculino foram examinados 165 dentes e avaliados 35 cálculos pulpares e nos indivíduos do sexo feminino foram avaliados 50 dentes com 14 cálculos pulpares. A taxa de incidência da presença de cálculos pulpares entre os indivíduos do sexo masculino e feminino foi avaliada em 21,21% e 28,00%, respetivamente.

No 4º grupo, foram incluídos 25 indivíduos com cálculos renais/ cálculos biliares. Deste grupo faziam parte 13 indivíduos do sexo masculino e 12 do sexo feminino. Nos indivíduos do sexo masculino foram examinados 118 dentes e avaliados 39 cálculos pulpares e nos indivíduos do sexo feminino foram observados 98 dentes com 18 cálculos pulpares. A taxa de incidência da presença de cálculos pulpares entre os homens e as mulheres foi avaliada em 33,05% e 18,36%, respetivamente.

A IR mais elevada, 33,05 %, entre os homens foi observada no Grupo-4 (cálculos renais/ cálculos biliares) e entre as mulheres 36,14 % foi observada no Grupo-2.

Para testar a significância da associação entre o sexo e a IR % de cálculos pulpares, foi aplicado o teste do qui-quadrado, que é altamente significativo (X2 a 3 d.f. =7,972125, $p<0,05$), indicando o facto de o sexo do doente estar significativamente associado à taxa de incidência (IR %) de cálculos pulpares nos dentes.

Os estudos efectuados relativamente à distribuição das calcificações pulpares entre ambos os sexos nos grupos estudados incluem um estudo realizado por Satheesh kumar et al.92 Neste estudo, foi avaliado um número total de doentes com calcificação pulpar de 227. Dentre esses pacientes, 133 eram do sexo feminino (58,59%) e 94 do sexo masculino (41,40%). Assim, foi analisado que a taxa de incidência de calcificações pulpares aumentadas foi maior no sexo feminino do que no masculino. Em outro estudo intitulado, realizado por Senar S. et al 78.em 2009, foi proposto que a prevalência de calcificações da câmara pulpar foi significativamente maior em mulheres (62%) do que em homens (38%). Este achado está de acordo com a literatura16,100 , portanto, a relação entre a presença de calcificações pulpares e calcificações sistémicas deve ser investigada em ambos os sexos. Este resultado também está de acordo com o estudo realizado por Colak H. et al.90 para a avaliação da prevalência de cálculos pulpares numa amostra de anatólogos centrais turcos. Nesse estudo, foram detectados cálculos pulpares em 1498 (19,72%) dos 7597 dentes examinados no sexo feminino e em 893 (16,75%) dos 5331 dentes examinados no sexo masculino, com uma diferença significativa entre os géneros ($p<0,001$).

No estudo conduzido por Nayak et al.18 , foi proposta uma prevalência de cálculos pulpares de 8,89% em 90 homens, onde o número total de dentes examinados foi de 2496 e 222 dentes com cálculos pulpares foram avaliados, e em 60 mulheres o número total de dentes examinados foi de 1800 e 180 dentes com uma taxa de incidência de 10,00%. No entanto, estatisticamente não houve diferença significativa entre os sexos ($p>0,05$).

Sisman Y. et al.87 realizaram um estudo em 2012 e o número de dentes examinados foi de 4.479 e 731 dentes com cálculos pulpares e a taxa de incidência no sexo feminino obtida foi de 10,56% no sexo feminino. Enquanto que nos homens foram examinados 2447 dentes e 731 dentes com cálculos pulpares e a taxa de incidência analisada foi de 4,44%. Aqui foi obtida uma diferença estatística entre os géneros ($p<0,001$). Estudos anteriores conduzidos por Sundell JR. et al.10 e Baghdady VS. et al.2 também **descobriram que** a prevalência de cálculos pulpares é maior no sexo feminino, pois foi encontrado na literatura que o bruxismo, que causa irritação de longa data na dentição, foi considerado a razão dessa diferença, pois é mais prevalente em mulheres.78 A afirmação de que o efeito do bruxismo aumenta a prevalência de calcificações pulpares em mulheres deve ser investigada em estudos futuros.

Em contraste com estes estudos, um estudo realizado por Ranjithkar S. et al38 em 2002, verificou-se que a prevalência de cálculos pulpares era de 46,1% em 100 indivíduos. Dentre esses indivíduos, 55 eram do sexo masculino e 45 do sexo feminino. A taxa de prevalência da presença de cálculos pulpares em homens e mulheres foi de 10,8% e 9,5%, respetivamente. A diferença geral na distribuição entre os sexos não foi estatisticamente significativa ($p>0,05$). A ocorrência geral de cálculos pulpares nos dentes do sexo feminino (10,8% de 1411 dentes) foi semelhante à do sexo masculino (9,5% de 1885 dentes). Estudos conduzidos por Gulsahi A. et al.80 e Al-Hadi Hamasha A. et al.51 também corroboram o resultado do estudo conduzido por Ranjithkar S. et al. *38*

O nosso estudo está um pouco em desacordo com o estudo efectuado por Baghdady VS et al.2, Satheeshkumar et al.92, Senar S.et al.78, Tamse et al.16, Colak H. et al.90 e Sisman Y. et al.87 porque nestes estudos a prevalência de calcificações na câmara pulpar foi significativamente maior no sexo feminino do que no masculino, ao passo que no nosso estudo se verificou uma maior prevalência de cálculos pulpares no sexo feminino no grupo das doenças cardiovasculares e no grupo da diabetes mellitus e uma maior prevalência de cálculos pulpares no sexo masculino no grupo dos cálculos renais/ cálculos biliares e no grupo de controlo. Assim, a diferença na "Distribuição de cálculos pulpares por doença e relação com os géneros" é estatisticamente significativa. Mas contradiz a afirmação "A prevalência de cálculos na polpa é significativamente maior no género feminino". Assim, os resultados e conclusões do nosso estudo são mais comparáveis aos do estudo efectuado por Ranjithkar S. et *al38,* Al-Hadi Hamasha51 e Gulsahi A. et al.80 que propuseram não haver diferença significativa entre a prevalência de cálculos na polpa e ambos os sexos.

MARGEM PARA NOVOS ESTUDOS:

- As caraterísticas dos cálculos pulpares registadas neste estudo podem fornecer informações adicionais sobre as caraterísticas morfológicas dentárias da população do sudeste do Rajastão. O desenvolvimento de um sistema mais discriminatório para pontuar o número e o tamanho dos cálculos pulpares observados nas radiografias ajudaria ainda mais nas aplicações forenses.

- A metodologia proposta e utilizada neste estudo é simples, consome menos tempo e requer conhecimentos especializados, mas pode ser facilmente utilizada por um dentista geral após formação adequada.

- Foi encontrada uma correlação positiva entre a doença sistémica e os cálculos pulpares. Os resultados sugerem que a determinação radiográfica dentária dos cálculos pulpares pode ter possibilidades de deteção precoce de distúrbios sistémicos. Este método de rastreio pode ser facilmente utilizado em larga escala, como medida de saúde pública, talvez muitos anos antes da ocorrência de sintomas de doença vascular.

- No entanto, a dificuldade em localizar o cálculo pulpar em radiografias defeituosas pode interferir na avaliação dos cálculos pulpares. Até agora, muito trabalho tem sido feito para encontrar a correlação clínico-radiográfica dos cálculos pulpares e das doenças sistémicas. Este estudo pode ajudar no diagnóstico precoce destas doenças em indivíduos jovens.

- É necessário realizar mais estudos para se obter um resultado mais significativo para estabelecer a relação clínico-radiográfica dos cálculos pulpares e das doenças sistémicas.

- A revisão da literatura é escassa no que diz respeito a estudos relacionados com a correlação entre o cálculo da polpa e as doenças sistémicas na população indiana. Por conseguinte, propõe-se que este estudo constitua uma tentativa inicial de rastreio de indivíduos jovens de alto risco, particularmente na população do sudeste do Rajastão.

- A limitação do presente estudo foi o pequeno tamanho da amostra. Uma amostra maior teria permitido uma avaliação mais detalhada da relação entre cálculos pulpares e distúrbios sistémicos e um diagnóstico precoce. Outras limitações foram o facto de não ter sido registada uma configuração detalhada dos cálculos pulpares,

- É necessária mais investigação para elucidar os factores etiológicos envolvidos na formação de cálculos pulpares. A utilização de cálculos pulpares neste ramo da medicina poderia ser melhorada se fosse confirmada, através de estudos longitudinais, a relação entre distúrbios sistémicos e a formação de cálculos pulpares.

CAPÍTULO 6

RESUMO E CONCLUSÃO

O presente estudo foi realizado no Departamento de Medicina Oral e Radiologia do Pacific Dental College & Hospital, em Udaipur, com a intenção de avaliar a correlação clínico-radiográfica dos cálculos pulpares e das doenças sistémicas. Também tinha como objetivo avaliar a relação entre o cálculo pulpar e a idade e o género na ocorrência de cálculo pulpar. Também se pretendia determinar se a prevalência de cálculos na polpa era mais elevada em quaisquer doenças sistémicas e analisar a correlação clínico-radiográfica entre os cálculos na polpa em doentes com doenças sistémicas e comparar os resultados com indivíduos saudáveis de controlo. O estudo foi realizado após aprovação do comité de ética institucional. Foram incluídos neste estudo 100 indivíduos. Entre estes doentes, foram incluídos 25 indivíduos saudáveis normais, 25 doentes com perturbações cardiovasculares, 25 doentes com Diabetes Mellitus tipo 1 e tipo 2 e 25 doentes com cálculos renais/ cálculos biliares e, após exame clínico, foi efectuada uma radiografia de Bitewing, após consentimento. O exame radiográfico foi efectuado utilizando uma exposição mínima à radiação e medidas de proteção contra a radiação. As radiografias foram efectuadas num aparelho de raios X intra-orais Gomax DGT 10 com angulação vertical do cone do tubo de raios X de +5° a +10°, com parâmetros de exposição à radiação de 70 Kvp, 8 mA e uma exposição à radiação de 0,99 segundos. Para tirar a radiografia n.º 2 foi utilizada uma película periapical de velocidade E (Eastman Kodak company, Rochester, NY, EUA) com o instrumento XCP bitewing. As radiografias foram processadas num processador automático de radiografias intra-orais (M.Legitway, Fengtai, BEIJING). Os resultados obtidos foram submetidos a uma análise estatística utilizando o software SPSS versão 22, através da qual se avaliou a distribuição por idades, a distribuição por dentes (pré-molares e molares), a distribuição por géneros dos dentes examinados do grupo estudado, o número e a taxa de incidência dos dentes.

As conclusões do presente estudo são as seguintes

• A idade média no (Grupo 1) grupo de controlo foi de 37,8±10,008, no Grupo 2 (doentes cardiovasculares) foi de 54,2±8,908, no Grupo 3 (Diabetes Mellitus) foi de 49,8±10,998 e no Grupo 4 (doentes com cálculos renais/ cálculos biliares) foi de 42,6±12,0929.

• A prevalência de cálculos pulpares nos doentes cardíacos (27,46%), nos doentes diabéticos (25,58%) e nos doentes com cálculos renais/ cálculos biliares (26,39%) foi significativamente maior do que a do grupo de controlo (13,81%).

• Em doentes cardíacos, a prevalência de cálculos na polpa foi maior numa idade precoce. Em doentes com Diabetes Mellitus e cálculos renais/ cálculos biliares, a prevalência de cálculos pulpares foi maior em idades mais avançadas. Em idades mais avançadas, a prevalência de cálculos na polpa foi mais elevada no grupo de doentes com Diabetes Mellitus.

• No grupo de controlo e no grupo de doentes com cálculos renais/ cálculos biliares, a prevalência de cálculos biliares foi mais elevada nos homens, ao passo que nos doentes cardíacos e nos doentes diabéticos, as mulheres apresentaram uma taxa de prevalência mais elevada do que os homens.

• A prevalência de cálculos pulpares foi maior nos molares do que nos pré-molares.

• A taxa de incidência de cálculos pulpares nos pré-molares dos doentes cardíacos foi de 13,91%, nos doentes diabéticos foi de 13,13% e nos doentes com cálculos renais/ cálculos biliares foi de 11,11%, sendo superior à do grupo de controlo (6,06%). A taxa máxima de incidência de cálculos pulpares foi observada nos dentes molares (39,53%) dos doentes cardíacos (Grupo 2). No grupo combinado de todas as doenças sistémicas, a taxa de incidência de cálculos pulpares nos dentes molares (37,57%) foi mais de 3 vezes superior à dos dentes pré-molares (13,11%).

- A avaliação da significância da "Associação entre os grupos etários e a taxa de incidência (IR%) de cálculo da polpa" foi efectuada utilizando o teste do Qui-quadrado, que foi altamente significativo (X2 a P<0,001), indicando o facto de existir uma associação significativa entre a presença de cálculo da polpa e a existência destas doenças, ou seja, doenças cardíacas, diabetes mellitus e cálculo renal/ cálculo biliar.

- Avaliação da significância da "Associação entre grupos e tipo de dentes (pré-molares ou molares) no IR% de cálculos pulpares" teste do Qui-Quadrado que foi significativo (X2 a P< 0,01) indicando o facto de que o tipo de dentes (pré-molares e molares) e os grupos de pacientes estavam associados à presença de cálculos pulpares nos dentes e também se verificou que a diferença entre a prevalência de cálculos pulpares em pré-molares e molares era estatisticamente significativa.

- Avaliação da significância do teste Qui-Quadrado da "Associação entre o Género e a IR % de Cálculos Pulpares" que foi significativo (X2 a P <0,05) indicando o facto de o Género do paciente estar significativamente associado à taxa de incidência (IR %) de cálculos pulpares nos dentes.

BIBLIOGRAFIA

1. **Johnson PL, Bevelander G**. Histogénese e histoquímica da calcificação pulpar. Journal Dental Research. 1956;35:714-22.

2. **Baghdady VS, Ghose LJ, Nahoom HY**. Prevalência de cálculos pulpares num grupo de adolescentes iraquianos. Jornal de Endodontia. 1988;14:309-11.

3. **Goga R, Chandler NP, Oginni AO.** Cálculos pulpares: Uma revisão. International Endodontic Journal. 2008;41:457-68.

4. **Bevelander G, Johnson PL.** Histogénese e histoquímica da calcificação pulpar. Journal Dental Research. 1956;35:714-22.

5. **Shafer WG, Hine MK, Levy BM.** Um livro didático de patologia oral (3ª edição). Philadelphia: WB Saunders, 1974;292-94.

6. **Goaz PW, White SC.** Radiologia oral. Princípios e interpretação (3ª edição). St Louis: Mosby. 1994;375-76.

7. **Moss-Salentijn L, Klyvert MH**. Dentículos induzidos epitelialmente nas polpas de pré-molares humanos não cariados, recentemente erupcionados. Journal Endodontics. 1983;9:554- 60

8. **Hillmann G, Geurtsen W.** Light-microscopically investigation of the distribution of Cell Tissue Research. 1997;289:145-54.

9. **Stenvik A, Mjör IA.** Remanescentes epiteliais e formação de dentículos na polpa dentária humana. Ata Odontology Second. 1970;28:72-8.

10. **Sundell JR, Stanley HR, White CL.** A relação da formação de cálculos pulpares coronais com procedimentos operatórios experimentais. Oral Surgery Oral Medicine Oral

Pathology. 1968;25:579-89.

11. **Siskos GJ, Georgopoulou M.** Caso invulgar de calcificação geral da polpa (cálculos pulpares) numa jovem grega. Endod Dent Traumatol. 1990;6(6):282-4.

12. **Van Den Berghe JM, Panther B, Gound TG.** Cálculos pulpares em toda a dentição de gémeos monozigóticos: Um relato de caso. Oral Surg Oral Med Oral Pathol Oral Radiol Endod. 1999;87:749-51.

13. **Lovdahl PE, Gutmann JL.** Problemas na localização e negociação de canais finos e calcificados. Resolução de problemas em Endodontia. Prevention, Identification and Management. 3ª ed. St. Louis: Mosby;1997:69-89.

14. **Bernick S, Nedelman C.** Effect of ageing on dental pulp (Efeito do envelhecimento na polpa dentária). J Endod. 1975;1:88-94.

15. **Weiss LR.** Caso inusitado de cálculos pulpares. D Cosmos. 1927;69:750-2.

16. **Tamse A, Kaffe I, Littner MM, Shani R.** Avaliação estatística do levantamento radiológico de cálculos pulpares. J Endod. 1982;8:455-58

17. **Moura, Paiva JG.** Calcificações pulpares em pacientes com aterosclerose coronariana. Endod Dent Traumatol. 1987;3:307-9.

18. **Nayak M, Kumar J, Prasad LK.** Uma correlação radiográfica entre distúrbios sistémicos e cálculos pulpares. Indian J Dent Res. 2010;21(3):369-73.

19. **Edds AC, Walden JE, Scheetz JP, Goldsmith LJ, Drisko CL, Eleazer PD.** Pilot study of correlation of pulp stones with cardiovascular disease (Estudo piloto da correlação de cálculos pulpares com doenças cardiovasculares). J Endod. 2005;31:504-6.

20. **Ninomiya M, Ohishi M, Kido J, Ohsaki Y, Nagata T.** Immunohistochemical

Localization of Osteopontin in Human Pulp Stones (Localização Imunohistoquímica da Osteopontina em Pedras da Polpa Humana). Journal of Endodontics. 2001;27(4):269-72.

21. **Bender IB, Bender AB.** Diabetes mellitus e a polpa dentária. J Endod. 2003; 29:383-9.

22. **Galili D, Berger E, Kaufman E.** Pulp narrowing in renal end stage and transplanted patients (Estreitamento da polpa em doentes renais em fase terminal e transplantados). J Endod. 1991;17:442-43.

23. **London GM, Drueke TB.** Atherosclerosis and arteriosclerosis in chronic renal failure. Kidney Int. 1997;51:1678-95.

24. **De la Garza RV, Tamez de Villarreal A.** Possível relação entre litíase urinária e algumas doenças orais. ADM. 1976; 33:49-52.

25. **Horsley SH, Becks trom B, Clark SJ, Scheetz JP, Khan Z, Farman AG.** Prevalência de calcificações da carótida e da polpa: Uma correlação utilizando radiografias panorâmicas digitais. Int J Comput Assist Radiol Surg. 2009;4:169-73.

26. **Zeng J, Yang F, Zhang W, Gong Q, Du Y, Ling J.** Associação entre pedras da polpa dentária e nanopartículas calcificantes. Revista Internacional de Nanomedicina. 2014;9 27-31.

27. **Ranjitkar S, Taylor JA, Townsend GC.** Uma avaliação radiográfica da prevalência de cálculos pulpares em australianos. Australian Dental Journal. 2002;47(1):36- 4 0.

28. **Santosh P, Nidhi S.** Pedra da Polpa, Hemodiálise, Doença Renal em Fase Final, Aterosclerose Carotídea. Jornal de Investigação Clínica e de Diagnóstico. 2013;7(6):1228-31.

29. **Hill T.** Patologia da polpa dentária. Jornal da Associação Dentária Americana. 1934;21:820-44.

30. **Rubach WC, Mitchel ID.** Doença Periodontal, Canais Acessórios e Patose Pulpar. J Periodontol.1965;36:34-8.

31. **Sayegh FS, A.J. Reed.** Calcificação na polpa dentária. Oral Surg Oral Med Oral Pathol. 1968;25(6):873-82.

3 2.**Ibarrola J.L, Knowles KI, Ludlow MO, McKinley IB Jr.** Factores que afectam a negociabilidade dos segundos canais mesiobucais em molares superiores. J Endod. 1997;23(4):236-8.

33. **Protzel MS.** Causa e efeito num caso de dente traumatizado. J Ain Dent Assoc. 1952;44:568.

34. **Ketterl W.** Age-induced changes in the teeth and their attachment apparatus (Alterações induzidas pela idade nos dentes e no seu aparelho de fixação). International Dental Journal. 1983;33(3),262-71.

35. **De la Garza RV, Tamez de Villarreal A.** Possível relação entre litíase urinária e alguns distúrbios orais. ADM. 1976; 33:49-52.

36. **Horsley SH, Becks trom B, Clark SJ, Scheetz JP, Khan Z, Farman AG.** Prevalência de calcificações da carótida e da polpa: Uma correlação utilizando radiografias panorâmicas digitais. Int J Comput Assist Radiol Surg. 2009;4:169-73.

37. **Zeng J, Yang F, Zhang W, Gong Q, Du Y, Ling J.** Associação entre pedras da polpa dentária e nanopartículas calcificantes. Revista Internacional de Nanomedicina. 2014;9 27-31.

38. **Ranjitkar S, Taylor JA, Townsend GC.** Uma avaliação radiográfica da prevalência de cálculos pulpares em australianos. Australian Dental Journal. 2002;47(1):36- 40

39. **Patil S, Nidhi S.** Pedra da polpa, Hemodiálise, Doença renal terminal, Aterosclerose

carotídea. Jornal de Investigação Clínica e de Diagnóstico. 2013;7(6):1228-31.

40. **Hill T.** Patologia da polpa dentária. Jornal da Associação Dentária Americana. 1934;21:820-44.

41. **Rubach WC, Mitchel ID.** Doença Periodontal, Canais Acessórios e Patose Pulpar. J Periodontol.1965;36:34-8.

42. **Sayegh FS, A.J. Reed.** Calcificação na polpa dentária. Oral Surg Oral Med Oral Pathol. 1968;25(6):873-82.

4 3.**Ibarrola J.L, Knowles KI, Ludlow MO, McKinley IB Jr.** Factores que afectam a negociabilidade dos segundos canais mesiobucais em molares superiores. J Endod. 1997;23(4):236-8.

44. **Protzel MS.** Causa e efeito num caso de dente traumatizado. J Ain Dent Assoc. 1952;44:568.

45. **Ketterl W.** Age-induced changes in the teeth and their attachment apparatus (Alterações induzidas pela idade nos dentes e no seu aparelho de fixação). International Dental Journal. 1983;33(3),262-71.

46. **Moss-Salentijn, Hendricks-K.** Estruturas calcificadas em polpas dentárias humanas. J Endod. 1988;14(4): 184-9.

47. **Howe PR.** A conservação da polpa dentária. Dent Items Interest. 1919;41:933- 5.

48. **Appleton J, Williams M J.** Ultrastructural observations on the calcification of human dental pulp (Observações ultra-estruturais sobre a calcificação da polpa dentária humana). Calcif Tissue Res. 1973;11(3):222-37.

49. **Rozylo K, Rozylo T.K**. Pedras de polpa em câmaras de dentes molares permanentes.

Ann Univ Mariae Curie Sklodowska Med. 1999;54:365-8.

50. **Le May O, J.C. Kaqueler**. Microanálise por sonda eletrónica de pedras de polpa dentária humana. Scanning Microscopy.1993;7(1):267-71.

51. **Al-Hadi Hamasha, Darwazeh A**. Prevalência de cálculos pulpares em adultos jordanos. Oral Surg Oral Med Oral Pathol Oral Radiol Endod. 1998;86(6):730-2.

52. **Nitzan D.W, Michaeli Y, Weinreb M, Azaz B.** O efeito do envelhecimento na morfologia dentária: um estudo em dentes impactados. Oral Surg Oral Med Oral Pathol. 1986;61(1):54-6.

53. **Chandra S, Chawla TN, Govila CP .** Significado clínico e tratamento de cálculos na polpa dentária. J Indian Dent Assoc. 1969;41:305.

54. **Seltzer S.** Classificação da patose pulpar. Oral Surg Oral Med Oral Pathol. 1972;34(2):269-87.

55. **Stenvik A, Mjor IA**. Reacções da polpa e da dentina à intrusão dentária experimental; um estudo histológico das alterações iniciais. Am J orthood. 1970;57(4):370-85.

56. **Quigley M.B**. Alterações funcionais e geriátricas da polpa humana. Oral Surgery Oral Medicine Oral Pathology.1971;32(5):795-06.

57. **Weinreb M, Michaeli Y.** Possíveis mecanismos de indução da dentinogénese. Med Hypotheses.1984;13(2):163-9.

58. **Kohri K, Nomura S, Kitamura Y, Nagata T, Yoshioka K, Iguchi M et al.** Estrutura e expressão do ARNm que codifica a proteína do cálculo urinário (osteopontina). J Biol Chem. 1993;268(20):15180-4.

59. **Bernick S**. Age changes in the blood supply to human teeth (Mudanças de idade na

irrigação sanguínea dos dentes humanos). J Dent Res. 1967;46(3): 544-50.

60. **Morgan GA.** Nódulos pulpares. Saúde Oral. 1937;27:113-5.

61. **Burkes E, Lyles KW, Dolan EA, Giammara B, Hanker J.** Lesões dentárias na calcinose tumoral. J Oral Pathol Med. 1991;20(5):222-7.

62. **Kantaputra PN, Sumitsawan Y, Schutte BC, Tochareontanaphol C.** Síndrome de Van der Woude com perda auditiva neurossensorial, seios craniofaciais grandes, cálculos na polpa dentária e anomalias menores nos membros: relato de uma família tailandesa de quatro gerações. Am J Med Genet. 2002;108(4):275-80.

63. **Lukinmaa P.L, Ranta H, Ranta K, Kaitila I.** Achados dentários na osteogénese imperfeita: I. Ocorrência e expressão da dentinogénese imperfeita do tipo I. J Craniofac Genet Dev Biol. 1987;7(2):115-25.

64. **Stockton RK.** Pedra na polpa numa rapariga de quinze anos: relato de um caso. J Am Dent Assoc. 1950;40:585.

65. **Mitchell C.A, J.G. Kennedy, P.D. Owens** Histologia dentária na osteólise expansiva familiar. J Oral Pathol Med. 1990;19(2):65-7.

66. **Hollister D.W.** Doenças hereditárias do tecido conjuntivo: Síndrome de Ehlers-Danlos. Pediatr Clin North Am. 1978;25(3):575-91.

67. **Bauss O, Neter D, Rahman A.** Prevalência de calcificações pulpares em pacientes com síndrome de Marfan. Oral Surg Oral Med Oral Pathol Oral Radiol Endod. 2008;106(6):56-6.

68. **Sedano HO, Moreira LC, de Souza RA, Moleri AB.** Síndrome otodental: relato de caso e considerações genéticas. Oral Surg Oral Med Oral Pathol Oral Radiol Endod. 2001;92(3):312-7.

69. **Morse D.R.** Age-related changes of the dental pulp complex and their relationship to systemic aging (Alterações do complexo pulpar dentário relacionadas com a idade e sua relação com o envelhecimento sistémico). Oral Surg Oral Med Oral Pathol. 1991;72(6):721-45.

70. **Morse D.R, Esposito JV, Schoor RS, Williams FL, Furst ML.** Uma revisão do envelhecimento dos componentes dentários e um estudo radiográfico retrospetivo do envelhecimento da polpa dentária e da dentina em dentes normais. Quintessence Int. 1991;22(9):711-20.

71. **Stafne EC.** O significado dos nódulos pulpares. The Dental Cosmos. 1933;160-64.

72. **Spicer GH.** Pedras da polpa. Iowa Dent J. 1964; 50: 374-5.

73. **Kelly J.R, E.S. Barr**. A síndrome do rosto de elfo. Oral Surg Oral Med Oral Pathol. 1975;40(2):205-18.

74. **Krell KV, McMurtrey L.G, Walton R.E**. Vasculatura da polpa dentária de macacos ateroscleróticos: achados de microscopia de luz e eletrónica. J Endod. 1994;20(10):469-73.

75.**Inagaki Y., Yoshida K, Ohba H, Seto H, Kido J, Haneji T, Nagata T.** High glucose levels increase osteopontin production and pathologic calcification in rat dental pulp tissues. Journal of Endodontics. 2010;36(6):1014-20.

76. **Sorrin S.** Pulp Stones and Hypercementosis in Arthritis (Pedras da Polpa e Hipercementose na Artrite). I.A.D.R. 1941;20(4):385.

77. **Abdel Wahab MH, Kennedy JG.** Pedras pulpares como causa de dor dentária: um relato de caso. Jornal da Associação Dentária Irlandesa. 1986;32:19-21.

78. **S. Sener, Cobankara FK, e Akgunlu F.** Calcificações da câmara pulpar: prevalência e factores implicados. Clinical Oral Investigations. 2009;13(2):209- 15.

79. **Kansu M et al.** Pode a calcificação da polpa dentária servir como marcador de diagnóstico para a calcificação da artéria carótida em pacientes com doenças renais? Radiologia Dentomaxilofacial. 2009;38:542-45.

80. **Gulsahi A, Cebeci AI, Ozden S.** Uma avaliação radiográfica da prevalência de cálculos pulpares num grupo de pacientes dentários turcos. Int Endod J. 2009;42:735-9.

81. **Ezoddini F., Namayandeh SM, Sadr-Bafghi SM, Fatehi F, Mohammadi Z, Shahrabi-Farahani S, Hedayati AS, Rahmani-Baghemalek MJ.** Associação de cálculos pulpares com estenose da artéria coronária. Saúde dentária comunitária. 2011;28:305- 07

82. **Donta C., Kavvadia K, Panopoulos P, Douzgou S.** Cálculos pulpares generalizados: relato de um caso com acompanhamento de 6 anos. International Endodontic Journal. 2011;44:976-82.

83. **Bayer S., Helfgen EH, Bös C, Kraus D, Enkling N, Mues S.** Prevalência de achados compatíveis com calcificações da artéria carótida em radiografias panorâmicas dentárias. Clinical Oral Investigation. 2011;15:563-69.

84. **Bahetwar S., Pandey RK, Singh RK, Bahetwar TS, Wahid A.** Uma avaliação bioquímica e histopatológica da calcificação generalizada da polpa em dentes permanentes jovens. Jornal Indiano de Investigação Dentária. 2012;23(1):

85. **Raj AC, Jayaprasad, A., Manasa A., Darsdan D.D., Seema M., Ambili A.** A Correlação da prevalência de cálculos pulpares com hábitos alimentares - Um estudo piloto. Health Sciences. 2012;1(3):30-2.

86. **Malhotra S, Rupam K, C.Bal, Kanwalpreet K.** Prevalência de cálculos pulpares na população do Norte da Índia e sua correlação com cálculos renais - um estudo clínico/radiográfico. Jornal indiano de cuidados dentários abrangentes. 2012;2(1):127- 33.

87. **Sisman Y, Aktan A M, Tarim-Ertas E, £iftgi M E, §"ekerci A E.** The prevalence of pulp stones in a Turkish population. Um estudo radiográfico. Med Oral Patol Oral Cir Bucal. 2012;17(2):212-7.

88. **Zainab H, Ghurabi A, Najm A.** Prevalência de cálculos pulpares (com base em ortopantomografia). J Baghdad College Dentistry. 2012;24(2):80-4.

89. **Mohita M, Radhika C, Payal C, Atul G, e Jayna S.** Pedras Múltiplas da Polpa na Dentição Primária e Permanente em Desenvolvimento: Relato de 4 casos. Relatos de casos em odontologia. 2012;10:1-4

90. **£olak H., £elebi AA, Hamidi MM, Bayraktar Y, £olak T, Uzgur R.** Avaliação da Prevalência de Pedras Pulpares numa Amostra da População Turca da Anatólia Central. O Jornal Científico Mundial Volume: 2012; 2012: 804278.

91. **CI Udoye, Sede MA.** Prevalência e análise dos factores relacionados com a ocorrência de cálculos pulpares em pacientes adultos restauradores. Anais de Pesquisa em Ciências Médicas e da Saúde. 2013;3(4):9-14.

9 2.**Satheeshkumar PS., Minu P., Sweta Saji1, S., Giju G.** Idiopathic dental pulp calcifications in a tertiary care setting in South India. Jornal de Medicina Dentária Conservadora. 2013;16(1):50-55

93. **K. Leila, Bronoosh, P., Khosropanah, S. and Rahimi, R.** Can Dental Pulp Calcification predict the risk of Ischemic Cardiovascular disease. Jornal de Medicina Dentária. Universidade de Ciências Médicas de Teerão Teerão, Irão. 2013;10(5):456-0.

94. **Turkal M., Uzgar R., Hamidi M., Kolak H., Uzgar Z.** Incidência e distribuição das pedras da polpa encontradas no exame dentário radiográfico de pacientes dentários turcos adultos. Anais da Pesquisa em Ciências Médicas e da Saúde. 2013;3(4):572- 6.

95. **Pavlina A, Vladimir S, Mira P, Milco R.** Os cálculos da polpa podem ajudar na deteção de cálculos nos rins e/ou na bílis - facto ou ficção? Sec. Med. Sci. 2013;36(2).159-67.

96. **Talla H., Nanda K., Samatha, Jogendra S, Deepa C.** Estudo sobre cálculos pulpares num grupo da população de Andhra Pradesh, Índia: Um estudo institucional. Journal of Conservative Dentistry. 2014;17(2):111-4.

97. **Sandeep K, Archana B, Harkanwal P.** Prevalência de pedras na polpa coronária e sua relação com distúrbios sistémicos na população do norte da Índia Central Punjabi. ISRN Dentistry. 2014;1

98. **Ciftcioglu N., Gagan P., Konidena A., Sanjeev L., Deepa J., Rajesh G.** Rochas sedimentares na nossa boca: pedras de polpa dentária feitas por nanobactérias. SPIE. 1998;3441:277-86

99. **Al-Nazhan S, Al Shammrani S.** Prevalência de cálculos pulpares em adultos sauditas. Arebian Dental Journal. 1991;16(1):129-141.

100. **Gold SI.** Calcificação do canal radicular associada à terapia com prednisona: relato de um caso. J Am Dent Assoc. 1989;119:523-25.

LISTA DE ABREVIATURAS

PS	PULP STONE
IR%	INCIDENCE RATE
TEx	TOTAL NO. OF TEETH EXAMINED
X2	APPLICATION OF CHI-SQUARE TEST
d.f	DEGREE OF FREEDOM IN STASTICAL VALUE

APÊNDICE 1:- LISTA DE FOTOGRAFIAS

APÊNDICE 2:- LISTA DE QUADROS

APÊNDICE 3:- LISTA DE GRÁFICOS

APÊNDICE 4:- LISTA DE GRÁFICOS

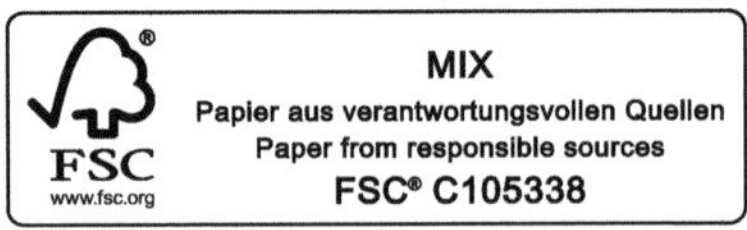

Printed by Books on Demand GmbH, Norderstedt / Germany